Trajectoires et vies de femmes avec les drogues au Sénégal

Collection « Anthropologies & Médecines »

Dirigée par Alice Desclaux et Laurent Vidal

À l'ère de la mondialisation, les diverses formes de thérapie (ethnomédecines, biomédecine, médecines profanes et savantes, thérapies inspirées par le religieux, pharmacothérapies) sont traversées par des influences multiples, tout en parvenant à se constituer en systèmes de sens et en offres de soins. S'ajustant à l'avancée des techniques, elles attestent de nouvelles constructions sociales du corps et de la vie biologique, et s'affrontent aux évolutions épidémiologiques des sociétés.

La collection « Anthropologies & Médecines », propose des études monographiques et des analyses ethnologiques comparatives des dispositifs de traitement, de leurs conditions d'émergence, des pathologies et enjeux sanitaires auxquels ils répondent, et de leurs effets sociaux. Ancrée dans une approche anthropologique, elle s'intéresse aux processus locaux ou produits par la confrontation avec les institutions nationales ou transnationales de « santé globale », issus d'assemblages culturels, ou inspirés par des réactions contrastées à la marchandisation du corps et de la santé. Elle aborde également les systèmes de soins comme des complexes sociaux et accueille de nouvelles approches théoriques de la santé et de la maladie qui conjuguent ce que pensent et ce que font les individus comme les collectifs.

Derniers ouvrages de la collection

GOBATTO I., 2023. *Des vulnérabilités en partage. Récit d'une femme pédiatre au Burkina Faso.*

DESCLAUX A., BILLAUD A., SOW K. (dirs), 2022. *Anthropologie appliquée aux épidémies émergentes.*

DOZON J.P., 2022. *Cheminements anthropologiques par temps d'épidémie.*

DESCLAUX A., DIARRA A., MUSSO S. (dirs), 2021. *Guérir en Afrique. Promesses et transformations.*

SCHANTZ C., 2020. *Construire le corps féminin. Pratiques obstétricales et biomédicalisation de l'accouchement au Cambodge.*

SYLLA T.Y., TAVERNE B., 2020. *Les survivantes. Paroles de femmes guéries de la maladie Ebola en Guinée.*

Rose André Yandé FAYE

Trajectoires et vies de femmes avec les drogues au Sénégal

L'Harmattan

5-7, rue de l'École-Polytechnique – 75005 Paris
www.editions-harmattan.fr
ISBN : 978-2-336-61868-5
EAN : 9782336618685
Dépôt légal : juin 2026

SOMMAIRE

Remerciements

La recherche dont les résultats sont présentés ici a été financée par l'ANRS-MIE et par Sidaction que nous tenons à remercier. Nos remerciements vont également aux institutions qui ont soutenu l'élaboration de ce travail : l'Université Cheikh Anta Diop de Dakar (UCAD), le Centre régional de recherche et de formation sur le VIH et les maladies infectieuses de Fann (CRCF) à Dakar, ainsi que l'unité TransVIHMI de l'Institut de Recherche pour le Développement (IRD) à Montpellier, de même que le Centre de prise en charge intégrée des addictions à Dakar (CEPIAD).

Nous tenons à remercier Pr Alice Desclaux pour la préparation éditoriale et pour sa précieuse contribution à la mise en forme de cet ouvrage. Nos remerciements vont également au Pr Sylvain Faye, qui a codirigé avec Alice Desclaux la thèse dont ce livre est issu, pour son accompagnement dans ce travail.

Nous tenons aussi à exprimer notre gratitude aux médiateurs et médiatrices qui ont facilité notre terrain. Nos remerciements vont également à toutes les femmes qui ont participé à cette enquête, pour leur confiance et pour avoir trouvé du sens à se raconter. Une pensée pieuse à Diary et Bintou qui nous ont quittés pendant la période des enquêtes.

Introduction

De 2016 à 2020, j'intégrais progressivement le milieu des usagers de drogues au Sénégal. Au début de mes recherches, lorsque je parlais du sujet des drogues dans les discussions avec mon entourage (famille, amis, camarades), je devais toujours répondre aux mêmes questions : « *Est-ce qu'il y a des personnes qui utilisent l'héroïne et la cocaïne au Sénégal ? Ça existe un centre de prise en charge dédié aux addictions au Sénégal ?* ». Quand j'évoquais la question des femmes *usagères de drogues* (UD)[1], je lisais toujours la même surprise sur les visages de mes interlocuteurs : « *Les femmes UD, ça existe ?* ». Dans le discours social auquel j'avais accès dans la vie courante, l'usage, c'est-à-dire la consommation et le petit trafic[2], était plutôt abordé comme une affaire d'hommes. On me demandait : « *Qui sont–elles ?* » ou « *Que vivent-elles ?* ».

Ces interpellations m'ont convaincue de l'intérêt à la fois scientifique et social de mettre en lumière les expériences des femmes UD. La nécessité de disposer de connaissances approfondies sur les femmes UD au Sénégal m'a motivée à m'engager sur ce terrain. En tant que femme, je me suis d'abord demandé comment elles en étaient arrivées à consommer dans une

---

[1] Ce terme et son abréviation, d'usage courant dans le secteur de la santé publique au Sénégal, désignent des femmes qui consomment plus ou moins régulièrement des substances psychoactives addictives illicites (cocaïne sous forme de cocaïne-base ou de crack, héroïne, amphétamines principalement). Ces notions, ainsi que la définition des « drogues », sont présentées et discutées dans le chapitre 2. L'acronyme *UD* est utilisé par les consommateurs eux-mêmes et par les acteurs médicaux, institutionnels et communautaires du champ des drogues et addictions en santé publique, à l'oral et à l'écrit. Il est donc utilisé dans cet ouvrage, comme le sont pour les mêmes raisons les acronymes présentés plus loin et figurant dans le glossaire.

[2] Vente et distribution de drogues à petit échelle, souvent en quantité limitée et dans un cadre local (quartier, ville).

société sénégalaise où l'usage de drogues est réprimé et marqué par la condamnation morale. Quelles étaient les perceptions de leur entourage et de leurs familles ? Leurs relations avec leurs enfants, leurs amis, leurs partenaires et parents ? Comment s'organisaient leurs rapports aux drogues et aux soins ? Des prémices de mon questionnement à mon immersion dans le quotidien des femmes, je me suis laissé transporter dans différents mondes de femmes avec les drogues. J'ai suivi les pas des femmes à la découverte d'histoires et de tranches de vies mêlant des trajectoires d'usages et de soins, mais aussi des trajectoires morales et sociales. Celle de Bintou m'a plongée « au cœur du sujet ».

Le cheminement de Bintou

Bintou est l'une des premières femmes UD dont j'ai fait la connaissance. Née en 1957 à Dakar, au sein d'une famille aux origines malinké, toucouleur, maure et walo-walo, Bintou décrit son milieu comme très conservateur, un milieu où le respect des normes religieuses et culturelles est primordial. Elle souligne que ses parents « *sont ancrés dans certaines affaires de religion et des traditions* ». Dans ce milieu, certains comportements comme l'usage de drogues sont interdits, notamment pour les femmes ; même l'usage de la cigarette y est peu toléré. A côté de cette éducation familiale stricte, elle grandit dans un quartier où le *yàmbaa*[3] (cannabis) circule librement parmi les jeunes ; ses frères aussi en consomment. Sa première rencontre avec les substances a lieu dans un cadre amical et ludique. Ce passage de son récit décrit la manière dont la consommation de cannabis était socialement acceptée dans son quartier natal :

> *« Tous les jeunes de mon âge à cette époque-là fumaient ça (le cannabis), on en avait fait un jeu, c'est-à-dire une façon de s'intégrer. Ce n'était pas réfléchi avec une bande de copains, ça circulait en prenant le thé, on se faisait des passes, c'était pas méchant (...). J'avais*

[3] Les termes émiques (c'est-à-dire issus des langues locales ou utilisés par certaines catégories sociales ou professionnelles) figurent en italiques. A la première occurrence, ils sont suivis par leur explicitation en français entre parenthèses. Une définition figure dans le glossaire en fin d'ouvrage. Pour une définition approfondie de la notion, voir Olivier de Sardan (1998).

commencé à fumer ça d'abord et la cigarette aussi. Avec les amis on se partageait une cigarette, on se cachait et ça nous faisait plaisir de se cacher pour fumer un truc interdit sans comprendre les conséquences qui pouvaient en découler (...). C'est Rebeuss[4]*, quoi (...). Mais le paradoxe est que dans le quartier-là, il n'y a personne qui fume de la drogue dure, (...) c'est des gens qui (...) n'acceptent pas qu'il y ait un dealer de drogues dures. Mais il suffit de passer la frontière, c'est-à-dire l'avenue Malick Sy, pour rentrer à la Médina pour en trouver* ».

Mais Bintou ressent des maux de tête après chaque prise, réalise rapidement que l'usage de cannabis ne lui convient pas et décide d'arrêter. Néanmoins, elle reste immergée dans ce milieu, entretenant des liens avec des amis consommateurs et préparant même le cannabis pour eux : « *C'est moi-même qui me chargeais d'enlever les grains, c'est moi qui conditionnais* ».

À la suite du décès de ses grands-parents, la maison familiale à Rebeuss est vendue et la famille de Bintou déménage à la Médina. Bien que l'héroïne et la cocaïne y soient accessibles, elle n'en consomme pas immédiatement. Elle évoque la peur et une certaine retenue face aux effets des substances qu'elle qualifie de « *drogues dures* ». « *J'ai été en contact direct avec des dealers d'héroïne et de cocaïne sans pour autant fumer. J'avais peur* ».

La Médina est un quartier historique de la capitale sénégalaise. Créée en 1914 à la suite d'une épidémie de peste bubonique, la Médina fut établie comme un quartier indigène séparé de la ville européenne de Dakar. Sa création résulte d'une politique de ségrégation résidentielle mise en place par les autorités coloniales françaises, officiellement pour des raisons sanitaires. La Médina s'étend sur 2,5 km^2, sa population s'élève à 100 000 habitants environ avec une densité très élevée dans 4000 concessions. Les habitants de ce quartier sont issus de diverses communautés ethniques, notamment des Lébous, Sarakholés, Sérères, Diolas… Les rues 1, 11 et 22 de la Médina sont particulièrement emblématiques et reconnues par toute la population urbaine comme le territoire de multiples transactions

---

[4] Rebeuss est un quartier populaire proche du centre-ville de Dakar, dont le nom désigne aussi, en langage courant, la maison d'arrêt et de correction qui y est localisée depuis 1929 et reste la plus grande prison et la plus connue du Sénégal.

(Ndaw, 2017). La Médina est aussi décrite comme une zone principale d'achat et de consommation de drogues à Dakar en 2009 par l'étude UDSEN[5] qui révèle plusieurs *scènes ouvertes*, des espaces publics où la consommation de drogues se fait de manière visible. La consommation de crack (cocaïne sous forme de cristaux) y est répandue (Leprêtre et al., 2015). Des témoignages récents que j'ai recueillis suggèrent que les sites dédiés au crack, autrefois visibles dans plusieurs quartiers de Dakar dont la Médina, sont devenus moins apparents.

C'est dans ce tableau que s'inscrit la rencontre de Bintou avec les drogues. À mesure qu'elle se dévoile, Bintou inscrit son histoire dans un parcours de mobilité geographique. Après son déménagement à la Médina, elle part en France en transportant du haschich afghan : « *J'ai été* mule[6] *comme on dit, et je gagnais de fortes sommes d'argent en moins de 10 heures de temps. Plus d'un million et quelques, juste pour quitter Dakar et aller à Paris. J'ai eu à le faire une à deux fois* ». Ce choix est motivé par des raisons économiques : elle pouvait gagner très rapidement une somme importante[7]. Pour elle, le risque était limité car elle ne transportait pas d'héroïne ou de cocaïne, ce qui lui permettait de se convaincre que ce n'était pas aussi grave. De plus, le trafic lui offrait une opportunité de voyager, d'aller en Europe et de mener un train de vie confortable : « *Le kilo avoisine 1 500 000 francs, quelque chose comme ça, si c'est vendu en brut ça coûtait 1 200 000, mais si c'est vendu par paquets jusqu'à 2 000 000. Donc j'amenais 5 kg à chaque fois que j'y allais, moyennant finance* ».

Plus tard, après plusieurs voyages qui lui ont permis d'avoir une stabilité financière, Bintou commence à consommer l'héroïne, puis la cocaïne. *« La dernière fois que je suis revenue à Dakar, j'étais bien, j'avais un bon standing... C'est à ce moment que*

---

[5] UDSEN (Usagers de drogues au Sénégal), projet de recherche ANRS 12243. Il s'agissait d'une enquête d'estimation de la taille de la population, des pratiques à risque et de la prévalence des infections VIH, VHB et VHC chez les usagers de drogues dans la région de Dakar.

[6] Passeuses de drogues. Le terme *mule* est dérivé du premier sens, de la mule ou du mulet, celui de bête de transport, très prisée pendant des siècles par les contrebandiers qui passaient les frontières par des sentiers escarpés pour le passage de leurs marchandises.

[7] 1 million de francs CFA (environ 1525 Euros) est dans les années 1990-2000 l'équivalent d'environ trente fois le montant du SMIC mensuel.

j'ai commencé à taper de la came ». L'usage devient une habitude et Bintou s'installe progressivement dans l'addiction. Pour éviter l'exclusion, Bintou a su s'adapter et dissimuler son usage avec une grande habileté, jusqu'au décès de ses parents :

> *« Ce qui est extraordinaire dans toute ma vie de droguée, comme on dit, pour mon histoire avec la drogue, mes parents n'ont jamais été au courant... le reste de la famille l'a su plus tard (...) Mes sœurs ne sont jamais sorties de la maison, elles étaient toujours à côté de la maman et elles n'allaient même pas en boite de nuit. (...) Elles ont eu une vie vraiment rangée. Moi j'étais celle qui sortait, qui voyageait, donc j'ai goûté à toutes les sauces, mais j'ai tout fait pour que ma famille ne sache pas. (...). Je n'ai jamais amené un drogué chez moi, j'ai toujours évité ces genres de trucs ».*

Cet extrait du récit de Bintou montre comment elle a réussi à cacher sa consommation de drogues à sa famille pendant de nombreuses années, en premier lieu en évitant de consommer dans l'espace familial autre chose que *la cigarette* et en évitant de recevoir d'autres personnes UD. Bintou met en lumière la pression sociale et familiale, le contraste entre son mode de vie et celui de ses sœurs, qui ont découvert sa consommation après le décès de leurs parents et l'ont alors exclue de la maison.

Lorsque nous l'avons rencontrée pour la première fois, Bintou prenait déjà un traitement par méthadone[8] depuis plusieurs mois, tout en continuant à fumer de la cocaïne sous forme de crack. Dans le chapitre 2, je retrace la manière dont elle raconte sa vie de femme, d'épouse et de mère. Son témoignage que j'évoque ici illustre la manière dont les personnes UD développent des stratégies d'adaptation pour protéger leur image auprès de leurs proches. Le récit de Bintou fait écho au constat mondial de l'invisibilité des femmes UD ; il est aussi en partie le reflet d'une stratégie consciente de leur part.

---

[8] La méthadone est un opiacé synthétique utilisé comme traitement de substitution de l'héroïne dans les programmes de traitement des usagers de drogues.

Qu'elles soient consommatrices comme Bintou et (ou) impliquées dans les réseaux de trafic, ou affectées par l'addiction d'un proche, les expériences des femmes restent largement cachées, mal connues et peu documentées. Cette invisibilisation participe à la perpétuation de violences systémiques et entrave l'élaboration de réponses adaptées aux besoins spécifiques des femmes UD. Comment comprendre l'invisibilité des femmes UD dans le contexte sénégalais ? Qui sont les femmes UD ? Dans une société sénégalaise marquée par le poids des normes sociales et religieuses, comment les femmes elles-mêmes rendent-elles compte de leur histoire de vie pour construire leur identité et donner du sens à leur consommation de drogues ? Les trajectoires de vie des femmes sont-elles uniformes ou variées en fonction des produits consommés (héroïne, cocaïne, tramadol, cannabis…) et des contextes ? Quelles sont les particularités de la consommation féminine de drogues au Sénégal ?

Femmes et substances psychoactives, histoire et evolution des usages

L'historiographie des femmes africaines est relativement récente : des études ont commencé à se pencher timidement sur la condition féminine dans les années 1960, puis dans les années 1980 les femmes ont été considérées surtout sous l'angle des inégalités entre les sexes. Selon l'historienne Catherine Coquery-Vidrovitch (2013), qui fait autorité sur le sujet, l'histoire générale de nos sociétés a occulté pendant longtemps la place et le rôle des femmes africaines. D'un autre côté, l'historiographie des drogues est aussi assez récente, et les sociétés africaines contemporaines ont souvent tendance à mythifier l'utilisation « traditionnelle » des substances psychoactives. Quelques repères chronologiques sont nécessaires.

Une brève histoire de la circulation des drogues en Afrique

La circulation des stupéfiants sous sa forme contemporaine a commencé dans les années 1980 en Afrique de l'ouest, devenue une zone de transit dans le trafic de drogues mondial (Werner, 1993a). L'héroïne provenait alors d'Asie et passait par les ports du Nigéria, du Ghana, de Côte-d'Ivoire et de Gambie, pour être ensuite acheminée vers l'Europe et l'Amérique du Nord. La cocaïne produite en Amérique du Sud débarquait aussi dans ces ports, notamment en Guinée Bissau et Sierra Leone. Ces deux produits ont alors commencé à se diffuser dans les capitales africaines, notamment auprès de la jeunesse (Werner, 1993a). D'autres substances comme le cannabis, le tabac, l'alcool et le khat étaient déjà produites en Afrique. Le Cannabis indica (chanvre indien) y a été cultivé et consommé à partir du 10e siècle environ en Afrique de l'Est selon Chris S. Duvall, historien des stupéfiants en Afrique (Duvall, 2019). Attestée au 19e siècle en Afrique de l'Ouest, cette plante communément appelée yàmbaa[9] au Sénégal est cultivée en Casamance et dans la zone des Niayes, au nord de Dakar. Le tabac, originaire des Amériques et introduit par les Européens au 16e siècle, a été rapidement intégré dans des rituels sociaux et religieux et cultivé à l'échelle locale jusqu'au 20e siècle où la consommation de cigarettes industrielles importées est devenue massive. L'alcool était produit par fermentation dans les sociétés précoloniales africaines (vin de palme ou bière de mil), puis les alcools obtenus par distillation furent introduits par la société coloniale qui a promu l'alcool sous des formes progressivement industrialisées (bières, vins, spiritueux). L'Islam a généralisé la prohibition de l'alcool, toujours présente dans certains groupes tels que les Wolofs, et sa consommation reste un objet de stigmatisation sociale mais elle n'en demeure pas moins un fait de société (Ciss et Touré, 2015 ; Ndiaye, 2007). Bien connu comme une culture spécifique du continent africain, le khat (*Catha edulis*) est un arbuste endémique dans la corne de l'Afrique dont la feuille mâchée est stimulante, et fut consommée sans doute bien avant sa description au 15e siècle. Sa culture s'est étendue au Kenya et à d'autres régions d'Afrique de l'Est au 20e siècle, portée par la demande urbaine et les réseaux commerciaux, sans atteindre l'Afrique de l'ouest. Aujourd'hui, ces différents produits constituent à la fois une production agricole considérée comme traditionnelle, un produit industriel, une ressource économique, un enjeu de santé publique et un enjeu de

---

[9] Les termes wolofs sont transcrits et orthographiés selon le dictionnaire de Jean Léopold Diouf (2003).

droit et sécurité, notamment dans les contextes où la consommation est controversée ou interdite.

Si l'historiographie ne dévoile pas le rapport des femmes africaines aux drogues, la littérature montre à différentes époques deux figures de femmes associées à la consommation de substances psychotropes : la « femme âgée ou noble » et la « femme libre ».

La figure littéraire de la femme consommatrice âgée ou noble

Les analystes contemporains retiennent que dans les communautés d'Afrique noire, la consommation de produits comme le cannabis et l'alcool accompagnait souvent des rituels et cérémonies traditionnels. Cette consommation ne traduisait pas nécessairement la recherche de plaisir, et ne provoquait pas la marginalisation ou l'exclusion (Ciss et Touré, 2015 ; Ndiaye, 2007). Au Sénégal, la consom-mation quotidienne de tabac et d'alcool local comme le vin de palme n'était pas socialement réprimée ; elle était fréquente avant l'islamisation chez les Sérères et les Wolofs (Boilat, 1984 ; Ndao, 2009). Chez les Wolofs, Ndiaye (2007) rapporte l'existence avant l'islamisation d'une cérémonie appelée *Xaalumbaan*. Ce rituel était organisé par les femmes âgées, les *grands-mères*, pour célébrer la naissance d'un enfant. La grand-mère de l'enfant conviait les femmes de sa génération au soir du baptême (le 8e jour vers 17 heures) pour fêter l'heureux événement au rythme de chants et de danses. Les *vieilles* demandaient à la nouvelle grand-mère de leur préparer du *xaalumbaan*, une boisson alcoolisée qu'elles pourraient boire sans demi-mesure pour les besoins de la fête, afin de vivre dans l'instant les « délices du paradis satanique » (Ndiaye, 2007).

> La nouvelle grand-mère (…) finissait toujours par leur préparer, et enfin leur servir, cette boisson enivrante et somnifère qui terminait toujours par avoir raison sur elles. Ivres qu'elles étaient toutes, le cérémonial devait prendre fin, faute d'individus 'valides' pour assurer sereinement sa bonne marche. (Ndiaye, 2007)

Selon Ndiaye (2007), dans la société wolof comme dans d'autres groupes d'Afrique noire, un comportement déviant pouvait être toléré, voire normalisé, dans certains contextes. La cérémonie de *xaalumbaan* représente un moment social où on permettait aux femmes d'un certain âge, pour le temps de la fête, de jouir d'une attitude socialement réprimée. Cette figure de la *femme âgée* associée à la consommation d'alcool ou de tabac est assez répandue dans le Sine et en Casamance[10]. Dans le Sine, il n'était pas rare de voir les *vieilles* vendre ou consommer les boissons traditionnelles alcoolisées en utilisant un instrument de mesure dénommé *o soot*[11]. Selon Papa Alioune Ndao (2009), qui a décrit le fond lexical de la désignation de l'alcool au Sénégal, ce matériel permettait d'avoir « une quantité de base à des prix abordables » et de pouvoir maitriser sa consommation. Pour Lamine Ndiaye (2007), le terme *femme âgée* évoque des femmes qui ont des petits-enfants. Les attributs liés à la masculinité sont-ils accordés le temps de la cérémonie à la nouvelle grand-mère et aux femmes de son âge ? Etre désormais dégagées de certaines obligations de retenue liées symboliquement à la capacité de procréation, semble autoriser aux *vieilles* la consommation de substances, en phase avec le statut des femmes ménopausées décrit par Tanella Boni :

> Dans de nombreuses coutumes africaines, le bel âge de la femme est celui au cours duquel son corps est moins désirable, où elle est, en principe, plus 'pure' puisqu'elle a passé le cap de la ménopause. On lui accorde un certain crédit, une autorité. Quand elle avance en âge et qu'elle n'enfante plus, la femme devient, dans l'imaginaire de celles et ceux qui la regardent, un cas exceptionnel, une femme à part à qui on peut confier quelques prérogatives réservées aux hommes. (Boni, 2011).

Une autre source documentaire qui permet d'observer des phénomènes sociaux dans leur évolution temporelle est la photographie. La photographie offre une représentation historiquement et culturellement déterminée (Beaugé et Pelen, 1995). En cherchant des images de femmes sénégalaises dans l'histoire, j'ai recueilli des photographies ou des gravures

---

[10] Le Sine est une zone correspondant à l'ancien royaume sérère, située au centre-ouest du Sénégal. La Casamance est la zone du sud du Sénégal, entre la Gambie et la Guinée-Bissau.

[11] Une petite bouteille de 50 ml en verre avec un bouchon en bakélite imitant la bouteille de l'alcool de menthe Ricqlès dans son format antérieur des années 1930 à 1960.

représentant des femmes fumant une pipe de tabac : la *linguére* Ndatté Yalla Mbodj, d'autres images de femmes wolofs et les *signares* de Saint-Louis. Le terme linguère désigne les femmes de pouvoir dans les royaumes précoloniaux wolof et sérère (reine-mère, princesse, conseillère royale, ayant une autorité politique, diplomatique et rituelle reconnue). Les signares étaient des femmes métisses (d'origine africaine et européenne), vivant notamment à Saint-Louis et à Gorée aux 18e et 19e siècles. Elles étaient admirées à cause de leur beauté et jouaient un rôle central dans le commerce atlantique, les alliances avec les colons ; elles détenaient souvent un pouvoir économique, social et culturel important.

Illustration 1. Représentation de la reine Ndété (Ndatté) Yalla Mbodj en tenue royale, 1853 [12]

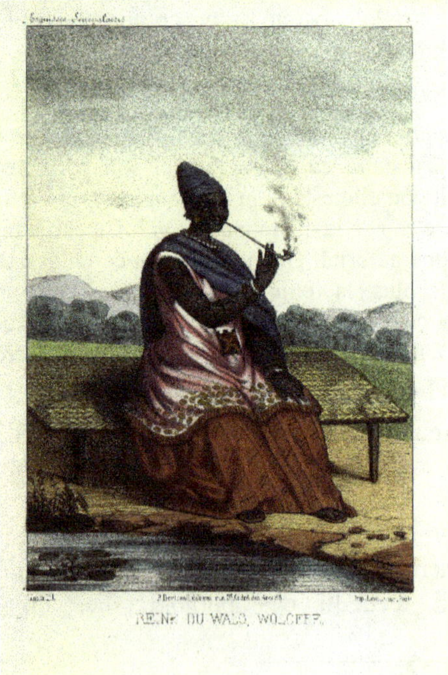

[12] Planche extraite de Boilat P.D., 1853, *Esquisses sénégalaises : physionomie du pays, peuplades, commerce, religion, passé et avenir, récits et légendes.* Paris, Bertrand, planche n°5 – Notice FRBNF38495418 - https://gallica.bnf.fr/ark:/12148/btv1b23001280

Ndatté Yalla était la reine du Waloo entre 1848 et 1860. Cette aquarelle de l'Abbé David Boilat, publiée dans son ouvrage *Esquisses Sénégalaises,* a été réalisée à la suite de sa réception par la reine, le 2 septembre 1850. Ndatté Yalla est connue comme héroïne de la résistance contre les Français et les Maures [13].

Illustration 2. Représentation d'une femme wolof[14]

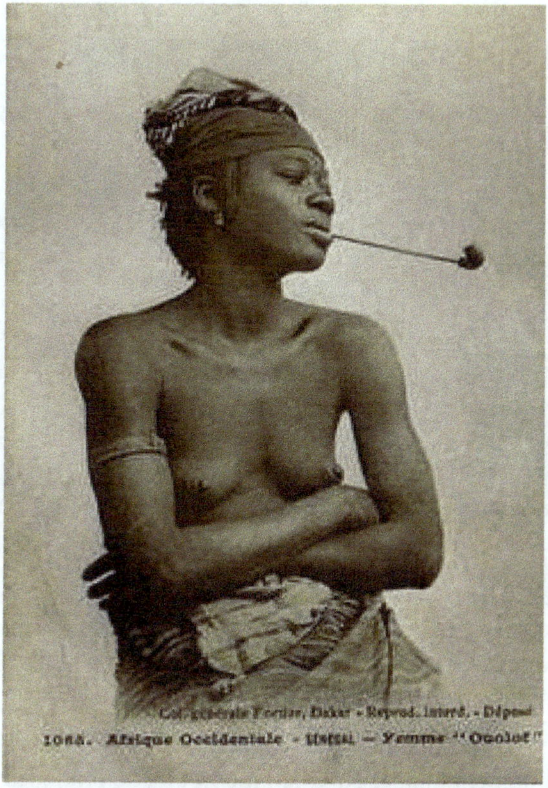

Edmond Fortier, photographe à Saint-Louis, a lancé en 1900 une activité d'édition de cartes postales, et publié des milliers de

[13] On trouvera des indications bibliographiques complémentaires sur sa notice Wikipedia : Ndatté Yalla, https://fr.wikipedia.org/wiki/Ndat%C3%A9_Yalla#cite_note-10

[14] "Femme Wolof" Photographie de Fortier, non datée. Source : Cartes postales de l'Afrique Occidentale Française (1900-1960) http://www.vincenthiribarren.com/dh/aof/items/show/1740.

photographies éditées à plusieurs reprises, constituant des séries (ici, la Collection générale Fortier 1906-1907). Cette image, qui apparaît dans plusieurs rééditions, fait partie des nombreux portraits de jeunes femmes en partie dénudées dans leur vie quotidienne, dont l'érotisation par la mise en scène photographique « a plu au public européen » [15].

Illustration 3. Signare #2 Gorée de Fabrice Monteiro, 2011[16]

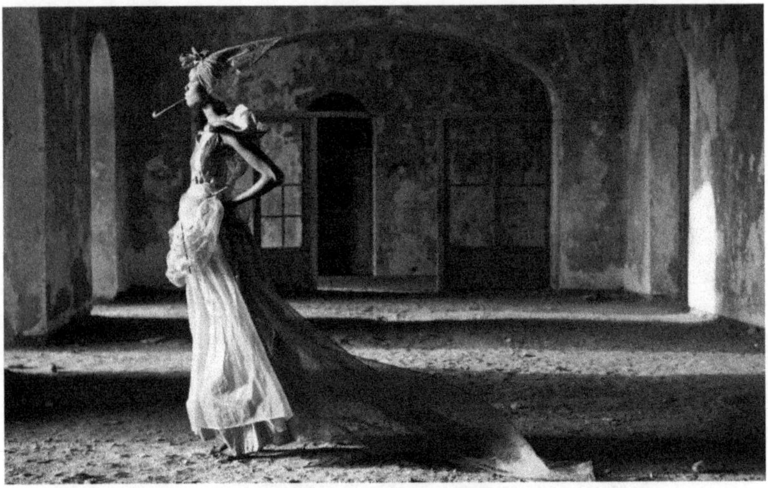

© Fabrice Monteiro, Courtesy Galerie MAGNIN-A, Paris

En l'absence de cliché photographique antérieur à la seconde moitié du 19e siècle, on peut se référer à l'œuvre du photographe et artiste contemporain sénégalais Fabrice Monteiro, qui a réalisé une série photographique « d'imaginaire historique » intitulée *Signares.*

Ces illustrations donnent à penser que l'acceptation sociale pour la femme d'un certain âge, ou la femme noble, de pratiques interdites pour d'autres femmes au statut ordinaire, relève de la construction sociale du genre, comme dans un contexte érotisé. Les *linguères* et *signares*, femmes de pouvoir ou d'influence du passé, pouvaient

---

[15] Anonyme, non daté. *Les séries de cartes postales.* https://edmondfortier.org.br/fr/la-collection-de-cartes-postales/

[16] Galerie Magnin-A, Fabrice Monteiro, https://www.magnin-a.com/artists/213-fabrice-monteiro/series/signares/

agir « comme des hommes », la consommation de substances étant alors un attribut genré du pouvoir.

Dans un souci de respect de la confidentialité, nous ne pouvons présenter ici de photographie des femmes consommatrices de drogues aujourd'hui. Mais les scènes que nous avons observées dans le cadre de notre recherche, concernant des femmes qui utilisent la pipe pour consommer du crack[17], évoquent ces images du passé, simultanément réelles et mises en scène.

La figure littéraire de la « femme libre » et la consommation de drogues

L'usage de drogues licites ou illicites en Afrique s'est transformé avec la montée de l'urbanisation et la crise économique (Werner, 1993a). Dans les années 1980, alors que les drogues (héroïne, cocaïne, médicaments psychotropes) étaient de plus en plus disponibles sur le marché, la demande par la jeunesse urbaine augmentait. L'expansion du marché de la drogue a été concomittente à la mise en oeuvre des plans d'ajustement structurel, en même temps que la dégradation du marché de l'emploi, de la santé, de l'école (Werner, 1992, 1993a). Parallèlement, on observe une « circulation des femmes entre différents marchés : matrimonial, sexuel et celui du travail » (Werner, 1991a). La ville est alors décrite comme le théâtre de nouveaux rapports sociaux, leur offrant de multiples possibilités économiques, sanitaires et culturelles. En plus de leur rôle reproductif, la présence des femmes sur le marché du travail va les amener à jouer le rôle de « chef de ménage » pour lequel elles vont mobiliser différents stratégies de survie (Grenier-Torres, 2009).

Les récits littéraires témoignent de l'évolution de la condition féminine dans la société africaine et plus particulièrement sénégalaise, partant d'une vision patriarcale des rapports de genres. Les femmes sont d'abord caractérisées comme des *femmes objets* ou *soumises* à l'homme, puis peuvent être des « femmes rebelles

---

[17] La cocaïne est consommée sous deux formes : la cocaïne chlorydrate (poudre blanche sniffée ou injectée), et le crack (cristaux fumés dans une pipe) ; le crack est moins coûteux et plus addictif. Pour désigner ces deux produits issus de la cocaïne base, nous utilisons la graphie *cocaïne/crack*.

voire libres ». La *femme soumise* est le symbole de la résignation, reléguée au second plan et subordonnée au père puis au conjoint, avec pour rôle principal de procréer et de s'occuper du foyer. Elle est absente des sphères de décision, même dans la société moderne. La *femme rebelle voire libre* incarne d'une part la résistance et la lutte, signe de l'émancipation des femmes qui n'entendent plus se soumettre aux coutumes, dont l'écrivaine Mariama Bâ décrit la prise de conscience dans « Une si longue lettre » (Bâ, 1987). D'autre part, la *femme libre* renvoie aux nouveaux rôles joués par les femmes dans l'espace public. La prostituée ou *caga*, qui représente une image dévoyée de la *femme libre*, est associée à la consommation de drogues et d'alcool. Mais Werner, dont les travaux ont été menés essentiellement auprès de travailleuses du sexe, avance que le terme *femme libre* désigne « des prostituées, des femmes salariées ou bien de façon générale des femmes indépendantes ». Ce sont donc plus largement des femmes libres de leur corps et de leurs paroles (Werner, 1991a).

Dans un second temps, la figure de la *femme libre* associée à l'usage de drogues évoque une femme émancipée, cherchant des symboles pour rendre visibles son instruction et son autonomie financière. Avec la montée de l'urbanisation, les femmes ne sont plus confinées dans les foyers, et l'éducation et le marché de l'emploi ont permis une certaine émancipation (Banque Mondiale, 2011). L'usage de drogues au féminin s'inscrit alors dans la quête de (ou la tendance vers) une certaine égalité dans les rapports hommes-femmes, d'autant plus que cet usage est considéré comme signe de virilité chez l'homme. D'ailleurs les rares femmes qui étaient internées à la clinique psychiatrique de Fann pour « toxicomanie » dans les années 1990 étaient issues de familles riches ou avaient vécu pendant un certain temps dans les pays du Nord (Ndione, 2017). Ainsi, les échanges avec d'autres cultures et l'accroissement du tourisme et de la mobilité Nord-Sud modifient les comportements des femmes, comme ils influencent profondément les identités des communautés locales. Un travail sur le tourisme au niveau de la Petite Côte sénégalaise signale de nouvelles attitudes et pratiques « à l'européenne » parmi les populations locales, de divers ordres : alimentaire, para-alimentaire (consommation de substances psycho-actives), linguistique, etc., qui incluent l'augmentation de la mendicité chez les enfants et de la prostitution chez les jeunes filles (Diombera, 2014).

Ces différentes figures féminines s'articulent avec la réalité de l'usage de substances psychoactives licites (tabac, alcool) chez les femmes au Sénégal. Elles témoignent également de l'évolution de l'image et la condition sociale de la femme dans notre société. Les femmes évoluent dans des contextes sociaux et culturels très divers qui peuvent influencer la manière dont elles se perçoivent et se racontent. Avec les luttes féministes, depuis le début des années 1980, la situation des femmes s'améliore progressivement. Cependant, malgré les évolutions de leurs rôles et statuts et les avancées juridiques en matière de droit des femmes, la vie des femmes africaines, en particulier sénégalaises, reste fortement marquée par le poids des normes.

CLICHES A PROPOS DES FEMMES UD, STIGMATISATION ET NORMES DE GENRE

En 1991, Jean-François Werner, étudiant la déviance et l'urbanisation au Sénégal, montre que l'usage de psychotropes illicites et licites provoque une stigmatisation beaucoup plus importante chez les femmes que chez les hommes : « Une femme qui fume du yàmbaa est une caga (une pute), si elle boit des *pions* elle devient une saleté (ordure). Dans ces conditions, les femmes ont intérêt à ce que leur consommation reste discrète » (Werner, 1991). Considérées comme déviantes ou moralement corrompues, les femmes UD subissent un double stigmate : celui de la drogue et celui d'avoir transgressé les normes de la féminité. Les stéréotypes associés au genre influencent donc profondément la perception et le traitement des femmes UD. Me vient alors à l'esprit ce proverbe wolof : « *Li jig góor, jigul jigéen* »[18]. Les restrictions discriminatoires à travers des idéaux tels que l'honneur des femmes dissimulent le contrôle social sur les femmes. Les hommes UD subissent eux aussi des formes de discrimination et de stigmatisation liées à l'usage de drogues. Cependant, même dans ces contextes

[18] « Ce qui est toléré pour l'homme ne l'est pas pour la femme. »

d'oppression, ils ont eux-mêmes souvent des attitudes stigmatisantes envers les femmes UD.

La stigmatisation des consommateurs de drogues

La notion de « drogue » est considérée comme ambivalente depuis l'Antiquité (en grec ancien, le terme *pharmakon* signifie à la fois traitement et poison). Elle a aussi évolué au fil du temps, passant d'une définition liée aux médicaments et substances pharmaceutiques à une connotation plus péjorative dans le langage courant au 20e siècle. Initialement associées à des effets bienfaisants, les « drogues » sont progressivement définies par leur toxicité et leur potentiel de dépendance et assimilées aux *stupéfiants*, c'est-à-dire des produits dont la consommation est interdite par la loi. Selon les pharmacologues, le rapport entre ces deux effets dépend de la dose : de nombreuses drogues peuvent être bénéfiques à faible dose, et toxiques ou même létales à des doses supérieures. Selon Becker, sociologue majeur de l'école de Chicago dont l'étude sur les fumeurs de marijuana aux Etats-Unis (1963) a ouvert ce champ de recherche, la définition d'une drogue n'est pas scientifique mais sociale et politique, et reflète la façon dont une société décide de traiter une substance (Becker, 2001). Au Sénégal par exemple, le site internet du Conseil interministériel de lutte contre les drogues (CILD) indique que ce terme recouvre à la fois les drogues illicites, comme le cannabis, l'héroïne ou la cocaïne, et les drogues licites comme la nicotine, l'alcool ou les médicaments[19]. La catégorisation juridique en licite ou illicite n'est pas suffisante pour classer une substance comme drogue dans une société : dans la communauté musulmane, qui représente 94% de la population sénégalaise, la consommation d'alcool est prohibée par la religion. Nous retiendrons ici qu'il existe plusieurs définitions des drogues, mais la plus courante (de sens commun) est celle définie par l'État en fonction d'une prohibition légale ou sociale, sur la base d'une définition globale des produits stupéfiants produite depuis le milieu du 20e siècle par les Nations Unies, dont l'application est modulée par des interdits différents d'une société à une autre, d'une époque à

---

[19] Anonyme, n.d., *Qu'est ce qu'une drogue ?* https://cild.gouv.sn/quest-ce-quune-drogue/ URL non fonctionnelle le 15/02/2026.

une autre. Récemment, des spécialistes en addictologie et sociologie ont souligné les différences entre les problématiques sociales selon les drogues, et recommandé d'éviter les amalgames que permet l'usage du terme au singulier (Leibovici, 2022)[20].

En Afrique de l'Ouest, où la législation interdit la consommation de drogues et prévoit des sanctions pénales en cas de transgression, et où la religion bannit une palette de drogues, la double interdiction légale et religieuse est également le terreau de sanctions sociales, ce qui induit un enchevêtrement entre le statut légal et la perception sociale et morale de l'usager de drogues. Au regard de la société, un homme ou une femme « qui se respecte » ne consomme pas de drogues. Du point de vue de la politique criminelle, l'usage de drogues est une infraction et une déviance.

Des femmes invisibilisées du fait des normes de genre

L'intérêt pour les consommations de drogues par les femmes est récent, et les rares recherches existantes ne sont pas dénuées de stéréotypes[21]. Selon Simmat-Durand, sociologue en France, les femmes UD ont d'abord été décrites comme criminelles, *mad* (folles, malades mentales) et *sad* (malheureuses, victimes de la domination masculine) ou *bad* (dépourvues de morale). Puis elles ont été abordées exclusivement au travers de la maternité et du travail sexuel (Simmat-Durand, 2009a). Chang rappelle dans d'autres contextes culturels que les femmes UD sont perçues comme implicitement autres, isolées « des femmes vertueuses et honorables », "*too loud and out-of-control, too rebellious, too uncouth, too irrational and disordered*" (trop bruyantes, hors de contrôle, trop rebelles, trop grossières, trop irrationnelles, désordonnées) (Chang, 2023). Les femmes UD subissent non seulement l'exclusion et la stigmatisation dans la société mais aussi

---

[20] J'utilise le terme au singulier lorsqu'il concerne des généralités, surtout en début d'ouvrage, et je préciserai plus loin les drogues en cause en utilisant alors le pluriel « les drogues » afin de refléter la diversité des produits.

[21] Un stéréotype est l'action par laquelle une personne est associée à une catégorie particulière. C'est une croyance exagérée associée à un groupe humain. Elle peut avoir une répercussion sur les comportements sociaux et conduire à la discrimination (Gaborit et Abril, 2019).

dans des espaces féministes qui ont pourtant pour objectif de lutter contre l'oppression. Bien qu'elles ne soient pas aussi malmenées que les travailleuses du sexe dans ces espaces, leur parole a été plutôt invisible et ignorée. Aujourd'hui, le *narcoféminisme* est un mouvement qui vise à rendre visibles les liens entre la lutte des femmes qui consomment des drogues et les féministes en général, ainsi qu'à insister sur l'importance culturelle du genre dans les politiques en matière de drogues et dans la société au sens large (Chang, 2023).

D'autres recherches portant sur les femmes en rupture avec le mariage et la maternité en Afrique ont documenté des perceptions similaires, par exemple dans les services de maternité au Burkina Faso où les femmes qui se soustraient aux rôles sociaux sont généralement traitées de « sorcières » ou de « femmes vides » (Ouattara et al., 2016 ; Ouattara et Storeng, 2008). Bonni décrivait il y a une quinzaine d'années les disparités profondes dans la perception et le traitement des comportements sexuels entre les femmes et les hommes. Alors que les hommes semblent jouir d'une liberté sociale et morale leur permettant de multiplier les partenaires sexuels par-delà le mariage, cette même liberté est systématiquement déniée aux femmes, pour lesquelles toute transgression des codes sociaux est condamnée sévèrement (Boni, 2011). Les figures de femmes déviantes sont aussi convoquées au Sénégal à propos de l'infanticide et des pratiques d'avortements clandestins, les femmes ayant eu recours à ces pratiques étant considérées comme délinquantes ou malades mentales (Mbassa Menick, 2000).

Une visibilité partielle à travers deux stéréotypes : la mère et la prostituée

Ces dernières années, les chercheurs en sciences sociales au niveau international, qui s'intéressent de plus en plus aux questions spécifiques aux femmes et aux drogues, procèdent à un *décentrage analytique* avec davantage d'études menées exclusivement auprès de femmes, alors que les études antérieures les englobaient dans leur approche d'usagers essentiellement masculins (Neff, 2018 ; Perrin, 2024). Cependant, leur description des particularités féminines reste liée à la maternité. Dans le champ de la santé, cette particularisation les enferme dans les questions « de reproduction et de production de santé familiale et domestique » (Membrado, 2006). Dans le domaine des drogues et des addictions, lorsque les femmes sont visibles dans les recherches, c'est à travers deux images récurrentes : la mère et la prostituée.

Les figures de femmes UD sont souvent réduites à ces rôles stéréotypés. En Amérique du Nord, les discours médiatiques et scientifiques assimilent les femmes UD à des « mères indignes » à cause des effets néfastes de l'usage de substances sur les fœtus et sur les enfants. Elles sont dépeintes à la fois comme centrées sur elles-mêmes, capables de tout faire pour soutenir leur consommation de drogues, et victimes, manquant d'autorité et contrôlées par les hommes. Ces discours alimentent et influencent les politiques publiques et conduisent à sanctionner doublement les femmes usagères de drogues en occultant leurs conditions de vie et l'incapacité à accéder à des services de soins (Boyd, 2004). Dans les années 1990, de grandes campagnes de dénonciation aux Etats-Unis utilisaient les slogans « crack babies » (« bébés du crack ») ou « little junkies » et accusaient les femmes UD enceintes d'empoisonner leurs bébés. En France, le discours sur la dangerosité des psychotropes pour la maternité engendre des sanctions pénales et sociales lourdes pour les femmes UD, allant d'une stigmatisation importante par les professionnels de soins jusqu'à l'incarcération ou au retrait de la garde de l'enfant (Simmat-Durand, 2002, 2007, 2009b).

La littérature internationale a documenté l'usage de drogues pendant la grossesse sous une double dimension, biologique et sociologique. D'un point de vue physiologique, la consommation des opiacés in utero engendre des complications périnatales, notamment des fausses couches, la prématurité, ainsi qu'un syndrome de sevrage néonatal. Sur le plan sociologique, la grossesse et la maternité sous drogues constituent une transgression simultanée des normes légales, sociales et médicales.

En Afrique, les recherches consacrées aux questions d'addiction et grossesse sont rares, à notre connaissance. Les données disponibles pour l'Afrique proviennent surtout d'Afrique du Sud et indiquent qu'entre 3,6 et 8,8 % des femmes enceintes consomment des substances illicites (surtout méthamphétamine et cannabis) et 19,6 % consomment de l'alcool (Petersen Williams et al, 2014). La consommation d'opiacés étant en augmentation dans de nombreux pays africains, il est probable que leur usage pendant la grossesse s'étende (ELNahas et Thibaut, 2023). En Afrique du Sud, de nombreuses femmes enceintes cachent leur usage de substances aux services médicaux par crainte d'être stigmatisées ou critiquées (Petersen Williams et al, 2014). La figure de la prostituée UD est également sous-jacente à de nombreux travaux épidémiologiques et ethnographiques au plan international. Selon Anne Coppel, sociologue spécialiste de la question des femmes UD en France, la maman et la putain sont deux figures qui ont été réactivées avec la montée de l'épidémie de sida et qui continuent d'influencer les représentations sociales des femmes UD. Ces imaginaires binaires façonnent non seulement les perceptions collectives, mais aussi les réponses institutionnelles adressées aux femmes (Coppel, 2004).

Dans une perspective de santé publique, de nombreuses études de prévalence à travers le monde ont montré que la plupart des femmes qui consomment des drogues pratiquent le travail sexuel et sont exposées à des risques de violences physiques et sexuelles dans le milieu de la prostitution (Jauffret-Roustide et al., 2009; Bouscaillou et al., 2014). En outre, toutes les femmes qui consomment des drogues et pratiquent le travail du sexe ne s'identifient pas nécessairement comme des UD et, de même, toutes les femmes UD qui échangent occasionnellement des rapports sexuels contre de l'argent ne se considèrent pas comme des prostituées. La question de l'identification est particulièrement importante car lorsque ces femmes ne se considèrent pas comme vulnérables à des risques particuliers, elles peuvent être exclues des programmes ciblés ou s'auto-exclure (NDARC, 2010). De plus, les femmes UD et *travailleuses du sexe* (TS) peuvent être stigmatisées par les autres prostituées non usagères de drogues dans le milieu (Coppel, Amaouche et Braggiotti, 2020). Au Sénégal, les quelques travaux disponibles montrent que la situation sociodémographique des femmes UD les associe au travail sexuel pratiqué dans une situation de marginalité sociale et une grande précarité, même lorsqu'elles sont en couple (Leprêtre et al., 2015 ; Ndione, 2017 ; Werner, 2000). Les analyses récentes de la prostitution clandestine à Dakar et de l'intervention des ONG auprès des TS n'ont pas abordé l'usage de drogues (Fouquet, 2007 ; Fouquet, 2011 ; Poleykett, 2016). Les limites des études et la diversité des figures féminines rendent nécessaire de décrire les trajectoires et les profils des femmes UD au Sénégal.

APPROCHER LES FEMMES UD PAR UNE PERSPECTIVE FEMINISTE INTERSECTIONNELLE

Les éléments d'information disponibles au sujet des femmes et des drogues montrent que leur expérience se démarque de celle des hommes en ce qu'elles sont moins visibles. Elles font face à une stigmatisation plus importante liée à leur genre et au contexte dans une société où l'usage simple des drogues est pénalisé et les représentations sociales sont marquées par la condamnation morale. Elles sont souvent décrites systématiquement comme des travailleuses du sexe et les travaux scientifiques ont souvent reconduit les stéréotypes résultants des normes de genre. De plus, la plupart des études ethnographiques se sont focalisées sur les hommes, et les connaissances sur les femmes UD restent limitées. Ce désintérêt par rapport aux expériences des femmes nous impose de développer une perspective féministe pour déconstruire les représentations de genre participant à leur invisibilisation.

Pour combler ce vide scientifique, le présent ouvrage s'inscrit dans une approche féministe intersectionnelle qui permet de saisir la complexité des expériences féminines dans leur rapport aux drogues. En plaçant les femmes au centre de l'analyse, non pas comme simples victimes mais comme actrices à part entière de leur trajectoire de vie et d'usage de drogues, cette recherche entend contribuer à une meilleure compréhension des dynamiques de genre autour de la question des drogues en Afrique. Le genre, qui fait référence à une construction sociale du masculin et du féminin, est souvent réduit à une binarité homme - femme reflétant les normes sociales dominantes assignées à chacun de ces groupes. Ces représentations sont historiquement liées à des rapports de pouvoir, et favorables aux hommes. L'interprétation du genre que nous proposons ici ne consiste pas à considérer le genre comme un thème mais à l'appréhender comme un modèle de différenciation sociale et culturelle. Il ne s'agit en aucun cas de prendre les femmes comme étant uniquement un sous-groupe de populations ou un objet d'études mais d'examiner les relations sociales et les rapports de pouvoir qui influencent les perceptions des pratiques et les problèmes liés aux drogues dans le contexte des femmes. L'enjeu est de mettre en lumière « des subjectivations genrées » et les expériences vécues (Germes et al., 2022) en lien avec les réponses apportées dans le domaine des politiques des drogues au Sénégal.

Pour percevoir et comprendre les vulnérabilités souvent invisibles auxquelles les femmes font face de manière cumulée, nous élargissons notre approche du genre à la notion d'intersectionnalité[22]. Le positionnement intersectionnel permet de mettre en lumière la double discrimination (liée au genre et liée à la consommation de drogues) à laquelle les femmes africaines UD se heurtent. L'analyse intersectionnelle signifie que les femmes ne sont pas considérées comme un groupe homogène, mais reconnaît plutôt que les discriminations multiples façonnent leurs expériences (Lokot et Avakyan, 2020). Notre positionnement intersectionnel féministe permet non seulement de saisir et d'analyser l'invisibilisation mais aussi d'enrichir la connaissance scientifique sur la diversité des trajectoires et des profils de femmes UD dans des positions nuancées et dynamiques entre vulnérabilité et agencéité. Cette perspective donne l'occasion de réfléchir sur de nouvelles pistes pour l'action publique tenant compte des spécificités féminines.

En résumé, la littérature disponible indique des similitudes et des différences en ce qui concerne les expériences de consommation des femmes UD en Afrique, sur la base de données encore parcellaires. Les recherches menées surtout en Afrique australe montrent que les femmes UD font face à de multiples discriminations en tant que femmes, en tant que UD, et en tant que précaires dans des systèmes

[22] Le concept a été développé aux Etats-Unis vers la fin des années 1980 par la juriste américaine Kimberlé W. Crenshaw, qui a attiré l'attention sur la façon dont le traitement des femmes afro-américaines dans le cadre de la loi devait être interprété, analysé et compris à travers le double prisme de la discrimination sexuelle et raciale.

inégalitaires. En l'absence d'informations sur ces questions pour les femmes d'Afrique de l'Ouest, il est important de documenter le vécu des femmes UD au Sénégal à plusieurs niveaux. Quelles sont les trajectoires de consommation et soin des femmes ? Que vivent-elles ? Quelles sont les vulnérabilités auxquelles elles font face ? Quels sont leurs besoins psychosociaux ? Quel est leur rapport aux drogues et aux soins ? Quelle est l'accessibilité des interventions mises en œuvre à l'intention des usagers de drogues pour les femmes ? Quelles sont les stratégies d'adaptation mobilisées par les femmes elles-mêmes ? Quelle est l'acceptabilité des réponses apportées dans les conditions sociales des femmes sénégalaises usagères de drogues ?

STRUCTURATION DE L'OUVRAGE

Notre premier chapitre s'ouvre sur une socio-anthropologie des drogues et des addictions au Sénégal. En partant des réponses sociales face aux drogues (justice, santé, société, politiques des drogues), nous abordons la manière dont les recherches ont participé à définir le problème des drogues et l'émergence des études en sciences sociales sur cette question. Nous présentons les approches sociologiques et anthropologiques qui nous permettent d'analyser les biographies des femmes UD, leurs rapports aux drogues et aux soins. Puis nous abordons notre questionnement en utilisant les concepts de *trajectoire* et d'*intersectionnalité*. Ensuite, nous décrivons la démarche que nous avons utilisée pour l'enquête de terrain, nos choix méthodologiques, les conditions de production de nos données et les considérations éthiques.

Dans le second chapitre, nous explorons à travers une approche bio-ethnographique la manière dont les femmes se racontent et reconstituent leurs trajectoires d'usage de drogues. Nous proposons une analyse détaillée des motivations à consommer à partir du sens accordé à l'usage et aux fonctions que les produits peuvent occuper dans les trajectoires des femmes. Nous présentons deux parcours-types à travers deux récits de vies détaillés. Cette mise en perspective vient interroger les dimensions déviante et/ou médicale habituellement proposées pour comprendre les usages de drogues et les addictions, en introduisant les notions d'expérience et de plaisir.

A partir du matériau empirique, le troisième chapitre propose une typologie des profils des femmes en mobilisant un processus émique, partant des personnes elles-mêmes. Quatre profils de femmes se distinguent, dont nous décrivons les similitudes et les différences, évoluant dans des contextes variés, cumulant plus ou moins les vulnérabilités en tant que femmes sénégalaises et UD. Cette catégorisation permet d'analyser le vécu des situations de prise de risques, celui de la grossesse et de la maternité sous drogues, les sanctions sociales et pénales subies, les formes particulières de stigmatisation et la répression.

Le quatrième chapitre décrit et analyse les pratiques et les contextes d'usages grâce aux récits de vie et aux photographies. Nous examinons tout d'abord la nature des substances consommées, en détaillant les produits les plus couramment utilisés, les effets perçus par les usagères, ainsi que leur disponibilité et leur accessibilité. Ensuite, nous décrivons les modes de consommation adoptés, en identifiant les pratiques qui accompagnent l'usage des drogues, ainsi que les facteurs contextuels et biographiques qui le favorisent ou l'amplifient.

Le cinquième chapitre nous plonge dans le rapport des femmes au dispositif de prise en charge médicale somatique et addictologique, les besoins exprimés par les femmes et la prise en compte du facteur genre dans les réponses proposées. Les femmes expriment des besoins différents selon leur profil : une offre de soins de santé mobile, une meilleure prise en compte des besoins de santé liés au corps et à la santé sexuelle et reproductive, et des activités sociales spécifiques aux femmes. Nous y discutons la prise en compte de l'intersectionnalité qui pourrait améliorer les recours des femmes aux soins.

Le sixième chapitre aborde les trajectoires de sortie ou de gestion de l'usage basée sur l'agencéité des femmes UD. A travers trois récits de vie détaillés, nous retraçons trois types de trajectoires de sortie de l'addiction : sans passer par un traitement de substitution par méthadone, marquées par un changement de statut social et amorçant (ou parallèles à) une resocialisation. Les trajectoires s'étendent souvent sur plusieurs années, ce qui implique que les femmes utilisent plusieurs modes de sevrage et/ou de gestion de l’usage, recommencent parfois à consommer. Elles montrent les stratégies mobilisées par les femmes UD pour s’en sortir et la manière dont s'entrecroisent le traitement des addictions aux drogues et la socialisation pour les femmes sénégalaises autour des années 2020.

La conclusion nous conduira à discuter les résultats de cette étude et les perspectives en termes d’adaptation des services de santé et des services sociaux aux femmes UD, de lutte pour l’égalité entre femmes et hommes et pour un plus grand respect de leurs droits et leur dignité, comme éléments essentiels des politiques des drogues.

CHAPITRE 1

SOCIO-ANTHROPOLOGIE DES DROGUES, DES ADDICTIONS ET DU GENRE

Dans ce chapitre, nous présentons le champ d'étude à travers la diffusion et la consommation des drogues en Afrique (et plus précisément au Sénégal), le cadre légal et sanitaire des dernières décennies en contexte de prohibition, et la réponse en termes de droits humains en cours de développement. Ensuite, nous décrivons rapidement l'approche théorique de ce travail en sociologie et anthropologie[23] et enfin la méthodologie est abordée de manière réflexive, et suivie de considérations éthiques.

LES DROGUES ET LES REPONSES SOCIALES AU SENEGAL

Trafic, production et consommation de drogues

L'Afrique est décrite comme une plaque tournante du commerce des drogues, notamment pour la cocaïne et l'héroïne, ainsi qu'une zone importante de production de cannabis. L'urbanisation croissante favorise le développement des marchés de la drogue, avec une consommation plus élevée dans les zones urbaines que dans les zones rurales. Le Sénégal, avec ses infrastructures portuaires et aéroportuaires, est une zone importante pour le trafic international depuis les années 1990, notamment à Dakar (ONUDC, 2020 ; WACD, 2014).

[23] L'approche théorique est développée de manière plus complète dans la thèse de doctorat en anthropologie qui a servi de base à cet ouvrage. Elle peut être consultée ici : https://hal-emse.ccsd.cnrs.fr/ETHNO/tel-04952503v1

Concernant le cannabis, l'Afrique en est le premier producteur mondial avec 27 % de la production globale (Perras, 2016). Le Maroc domine les marchés régionaux, et en 2025 il reste le principal producteur mondial de résine de cannabis qui alimentante l'Europe occidentale, le Sahel et l'Afrique du Nord (ONUDC, 2025). Au Sénégal, la culture du cannabis s'est développée notamment dans les zones de conflit, où elle représente une alternative économique pour les populations locales face à la pauvreté (Diatta, 2012). Le cannabis reste la drogue dont le trafic est le plus répandu en Afrique (OICS, 2020). L'Afrique de l'Ouest est une zone de transit pour l'héroïne venant d'Asie et la cocaïne venant d'Amérique du Sud en volumes croissants, comme en témoignent les récentes prises des douanes sénégalaises : 1137 kg de cocaïne en avril 2024[24], près de 235 kg en novembre de la même année[25].

Les usages de substances évoluent et se diversifient au fil du temps. Les récents rapports de l'Organisation des Nations Unies contre la drogue et la crime organisé (ONUDC) mettent en évidence une diversification accrue des consommations et la diffusion de nouveaux produits de synthèse (NPS) et de mélanges de produits, notamment en Afrique (ONUDC, 2022, 2023, 2024, 2025). Au Sénégal, particulièrement dans la région de Dakar, les substances connues comme les plus consommées dans les années 2000 sont le cannabis, les médicaments psychotropes détournés et les inhalants (protoxyde d'azote, solvants le plus souvent utilisés par les jeunes de la rue). En 2011, l'étude ANRS 12243 (enquête UDSEN) réalisée par le Centre Régional de Recherche et de Formation à la prise en charge de Fann (CRCF) estime que les *consommateurs de drogues injectables* (CDI) dans la région de Dakar sont au nombre de 1324 (intervalle de confiance à 95 % : 1281-1367). La plupart des femmes qui ont été interrogées dans cette étude sont à la fois UD et TS. L'enquête qualitative décrit un lien entre le développement de la

---

[24] TV5 Monde, 2024. Sénégal : saisie record de plus d'une tonne de cocaïne à Tambacounda. Seck A., 17/04/2024 https://information.tv5monde.com/afrique/senegal-saisie-record-de-plus-dune-tonne-de-cocaine-tambacounda-2718309

[25] APA-Dakar, 2024. Sénégal : saisie de 235 kg de cocaïne à Koungheul, Anonyme, 25/11/2024, https://fr.apanews.net/news/senegal-saisie-de-235-kg-de-cocaine-a-koungheul/

consommation de crack et d'héroïne au Sénégal et la mobilité des usagers, qu'ils soient européens (notamment dans les zones touristiques comme Mbour et la Casamance) ou d'origine africaine ayant vécu en Europe (Leprêtre et Ba 2013). Bien que le cannabis reste la substance la plus consommée en Afrique de l'Ouest, les usagers de drogues telles que l'héroïne constituent un groupe particulièrement vulnérable, notamment face au VIH, en raison du partage de matériel d'injection et des pratiques sexuelles à risque. Sur 507 CDI qui ont été interrogés et examinés au cours de l'enquête, 5,2 % vivent avec le VIH et 23 % sont atteints de VHC. Les prévalences de l'infection par le VIH et le VHC sont dix fois plus élevées qu'en population générale. Les femmes incluses dans l'étude (69, soit environ 13,6% de l'échantillon) sont moins nombreuses que les hommes et consomment surtout l'héroïne et le crack (respectivement 79 % et 46 %). Par ailleurs, l'abus de tramadol, croissant en Afrique sud-saharienne, touche divers groupes sociaux, en zone rurale autant qu'urbaine. 87 % des saisies mondiales d'opioïdes pharmaceutiques illicites sont opérées en Afrique, ce qui conduit l'ONUDC à émettre en 2017 une mise en garde concernant les implications sécuritaires et économiques de ce trafic (ONUDC, 2017).

D'une approche punitive à un changement de paradigme pour la réduction des risques

La politique dominante en matière de drogues en Afrique de l'Ouest est basée sur la prohibition. Elle s'inspire de trois conventions majeures de l'Organisation des Nations Unies (ONU) établies entre 1961 et 1988. Ces accords internationaux restreignent l'usage des stupéfiants et psychotropes aux seuls domaines médical et scientifique, interdisant toute utilisation récréative. La supervision de ces conventions est assurée par trois organismes : l'Organe international de contrôle des drogues et des stupéfiants (OICS), la Commission des stupéfiants et l'ONUDC, cette dernière agissant comme représentant direct de l'ONU. Au sein de la Communauté économique des États d'Afrique de l'ouest (CEDEAO), les États membres ont tous signé ces conventions, les lois anti-drogues répriment aussi bien les consommateurs que les trafiquants et leur application varie selon les pays. Les sanctions pour consommation ou possession simple s'échelonnent généralement de 1 mois à 10 ans d'emprisonnement, tandis que la production et le trafic sont punis plus sévèrement, avec des peines allant de 2 à 30 ans de prison (Bridge et Loglo, 2017).

Le Sénégal développe une approche répressive en matière de drogues depuis les années 1960. Avant 1972, le pays s'appuie sur des textes disparates hérités de la période coloniale (décret du 26-07-1926) et sur la loi n°63-16 du 5 février 1963 concernant la répression de la culture, la détention, le commerce et l'usage du chanvre indien. En 1972, le Sénégal met en place une législation plus complète pour lutter contre le trafic, la culture et l'usage de stupéfiants. L'article 2 de cette loi interdit toutes les opérations liées aux stupéfiants, de la culture à l'exportation. Le 1er décembre 1997, le pays adopte le Code des drogues, aligné sur les conventions des Nations Unies. Ce texte couvre toutes les catégories de drogues et facilite les investigations en autorisant les perquisitions jour et nuit, les contrôles postaux, les écoutes téléphoniques, et la surveillance des comptes bancaires. Le 27 décembre 2007, la loi dite « Latif Gueye »[26] introduit des sanctions plus sévères, incluant des travaux forcés et peines de prison de dix à vingt ans contre les trafiquants et des amendes pour les infractions liées aux drogues (Loi-Latif-Gueye-N°-200731 s. d.). Pour la cession de drogue destinée à la consommation personnelle, les peines vont de six mois à deux ans d'emprisonnement avec des amendes de 100 000 à 1 000 000 de francs CFA. Certaines dispositions du Code des drogues sont révisées pour durcir les peines contre les trafiquants (Bridge et Loglo, 2017).

La loi Latif Gueye prévoit des peines de deux mois à deux ans de prison pour la consommation, mais dans la pratique, les primo-délinquants reçoivent des peines plus légères (moins d'un mois) ou de simples avertissements. Des alternatives à l'incarcération sont prévues et incluent la possibilité d'une « déclaration solennelle » du contrevenant qui s'engage à ne plus consommer de drogues, et l'option pour la cour d'ordonner un traitement. L'injonction

[26] Le député de la majorité présidentielle Abdou Latif Guèye, décédé en 2008, était le leader de Jamra, une ONG sénégalaise pro-islamique agissant auprès des UD.

thérapeutique est formalisée par le Décret n° 97-1219 du 17 décembre 1997. Elle est définie comme un contrat judiciaire entre le magistrat et l'UD : si la personne accepte d'aller vers les soins, elle évite la prison. En cas de non-respect, une peine d'emprisonnement peut être appliquée. Le non-respect du traitement peut entraîner jusqu'à cinq ans de prison et une amende. Mais l'application de cette clause de la loi reste limitée en pratique. La principale difficulté réside dans les divergences d'approche entre les acteurs de la justice et médicaux concernant le statut de l'usager, considéré soit comme un délinquant soit comme un malade, et la possibilité qui lui est laissée ou pas de choisir d'entrer en traitement.

Le discours sécuritaire sur les drogues présente les substances illicites comme dangereuses, leur utilisation et leur possession justifiant des sanctions pénales répressives. Dans un tel paradigme, l'UD est considéré comme un criminel dont la société doit être protégée. De plus en plus, des plaidoyers portés par les communautés d'UD et des acteurs locaux, régionaux et internationaux dénoncent cette approche comme une source de violations des droits humains (violences, stigmatisation) inefficace en termes de sécurité et de santé publique.

Après des décennies de « guerre contre la drogue », le constat que ces politiques ont eu des conséquences sociales et sanitaires désastreuses pour les UD s'est généralisé au niveau mondial (Ritter et Savary, 2013). D'après le rapport de la Commission mondiale pour la politique des drogues en 2012, les politiques répressives limitent l'accès aux soins des UD et les maintiennent dans des milieux marginaux où ils peuvent avoir des pratiques qui les exposent au VIH (partage de matériel d'injection, rapports sexuels non protégés…etc.) (GCDP, 2012). Les taux de prévalence élevés de l'infection à VIH et à VHC parmi les UD ont alerté sur la nécessité de changer d'approche en ce qui concerne le traitement des usagers. Face à cette urgence de santé publique, certains pays d'Afrique ont adopté une politique de *Réduction des risques* (RDR) à partir des années 2010. Des réformes sont toujours en cours, qui visent à promouvoir une approche basée sur la santé et à réduire la stigmatisation et la marginalisation des UD. Avec la médicalisation de l'usage de drogues, le modèle de l'addiction est promu dans les discussions politiques. Ce modèle propose de considérer les UD comme des malades, et non comme des délinquants ou des déviants. Les femmes en particulier y sont présentées comme vulnérables au VIH et aux hépatites virales du fait des pratiques à risque de consommation et de la prostitution. Offrir une prise en charge médicale et sociale à cette population est considéré globalement comme une urgence de santé publique depuis plus de dix ans.

Ainsi au Sénégal, bien que l'usage de drogues soit criminalisé, une réforme progressive est en cours, en rapport avec l'implémentation des programmes de RDR dans un contexte ouest-africain, basés notamment sur le modèle de soins pilote du Centre de Prise en Charge des Addictions de Dakar (CEPIAD). La transition actuelle propose un modèle hybride (mesures punitives moins sévères, alternatives à l'incarcération et politiques de RDR). Des révisions des textes politiques et juridiques sont proposées par les acteurs afin de promouvoir une approche basée sur la santé et sur les droits humains par la RDR.

Comme dans d'autres pays, l'usage de drogues injectables est décrit au Sénégal comme minoritaire, mais il est la cause de nombreux décès de consommateurs. Dans une logique de prévention ciblée, le Fonds Mondial contre le VIH, la tuberculose et le paludisme a soutenu les stratégies ciblant cette population vulnérable. Le Conseil national de lutte contre le sida (CNLS) et le CRCF, en collaboration avec des partenaires du Nord et d'Afrique (ESTHER, l'ANRS, l'association Hasnouna à Tanger, l'association PROSES, la ville de Montreuil) ont rendu possible et accompagné la mise en place du CEPIAD, modèle pilote de prise en charge des consommateurs en Afrique de l'Ouest (Ba, Leprêtre et Maynart, 2015 ; Sayag, 2016). Une fois que cette catégorie d'UD est rendue visible sous le terme CDI, elle légitime et alimente les plaidoyers en faveur de la mise en œuvre des politiques de réduction des risques.

En parallèle, l'approche basée sur la santé et les droits humains est promue par la Commission ouest-africaine des drogues ou West Africa Commission on Drugs (WACD, 2014). Dans cet environnement marqué par de nouveaux défis politiques, l'Etat sénégalais élabore à travers le Comité Interministeriel de lutte contre la Drogue (CILD) un plan stratégique national 2016-2020 visant à contribuer aux stratégies de RDR. Ce plan prévoit d'améliorer la prise en charge médicale et psychosociale des CDI, notamment celle des femmes (CILD, 2016). Depuis le début des activités du CEPIAD, les femmes sont minoritaires parmi les usagers accédant à la prise en charge.

Moins visibles et moins protegees. Inegalites, addictions et traitements

Le traitement juridique des femmes dealeuses et/ou UD

À notre connaissance, en Afrique de l'ouest, peu d'études examinent spécifiquement ou comparent les rôles joués par les hommes et les femmes dans la production et le trafic de drogues. Par contre, en Afrique australe et en Afrique du Nord, de nombreuses femmes âgées et femmes au foyer des zones rurales s'engagent dans la culture du cannabis pour subvenir aux besoins de leurs familles, alors que leurs partenaires et les autres membres masculins sont souvent absents car ils quittent les zones rurales pour les villes (ONUDC, 2018). Les femmes participent aussi à la fabrication des drogues de synthèse. Le rapport mondial sur les drogues de 2018 montre que les femmes peuvent jouer à la fois les rôles de « cuisinières » et de « clientes ». Ces dernières achètent ou s'approvisionnent pour la fabrication. En Afrique occidentale, des femmes ont joué des rôles importants dans les réseaux de trafic de drogues. Certaines sont assimilées à des *mules* impliquées dans l'achat, le stockage et le transport de drogues d'un endroit à un autre. En 1993, l'ambassadrice du Burkina Faso au Ghana était un membre clé d'un gang de trafiquants de drogues. Elle aurait facilité le transport de drogues en délivrant des passeports diplomatiques et en fournissant des véhicules (ONUDC, 2018).

Selon l'ONUDC (2020), lorsque les femmes sont en contact avec le système pénal, elles sont très souvent poursuivies pour des infractions liées aux drogues. Par ailleurs, ce système est d'abord conçu pour des délinquants de sexe masculin ; par conséquent, il est souvent mal adapté à la situation spécifique des femmes. Les femmes rencontrent plus de difficultés que les hommes pour accéder à la justice. La plupart du temps, elles n'ont pas les ressources financières pour recourir à un conseil juridique ou pour s'acquitter de leur caution lorsqu'elles sont arrêtées pour possession ou détention de drogues. De plus, elles sont davantage confrontées que les hommes à des situations de discrimination de la part des agents du système pénal et délaissées par leur famille du fait de stéréotypes de genre négatifs (ONUDC, 2020).

Selon le rapport de l'OICS de 2016, le nombre de femmes impliquées dans les infractions liées à la drogue est de plus en plus élevé. Quel que soit leur niveau de participation à l'économie de la drogue, les femmes sont plus défavorisées que les hommes et occupent des fonctions subalternes ou périphériques en ce qui concerne le trafic (OICS, 2016). Quand elles sont consommatrices, elles peuvent être concernées par ces mêmes problèmes. Aussi les femmes UD connues des services de police sont celles qui généralement vivent dans des milieux socio-économiques difficiles et font face à des situations de pauvreté (Kensy et al., 2012). Elles sont susceptibles d'être incarcérées pour faits de production, de trafic et d'usage, tout comme les hommes. Mais elles sont doublement sanctionnées quand elles sont aussi moralement jugées comme contrevenant aux rôles naturels des femmes dans la société, notamment dans le cas des grossesses sous drogues.

En outre, selon l'OICS, les prisons dédiées aux femmes sont peu nombreuses dans toutes les régions du monde. Par conséquent, les femmes sont souvent incarcérées dans des prisons éloignées de leur domicile et de ce fait reçoivent peu de visites. Loin de leurs familles, elles développent beaucoup plus que les hommes des problèmes de santé mentale comme la dépression, des troubles de la personnalité liés à l'addiction, l'anxiété, etc. (OICS, 2016). Au Sénégal, selon un rapport de l'association des juristes sénégalaises (AJS), en 2015, 31 % des femmes incarcérées le sont pour trafic de stupéfiants et 16 % pour infanticide. Toutes vivent dans des conditions de détention très précaires. Ce rapport préconise entre autres de réfléchir à des alternatives à l'incarcération et à la révision des infractions ciblant les femmes travailleuses du sexe (HCDH et AJS, 2015). En l'absence d'information statistique sur le traitement juridique des femmes UD au Sénégal, nous explorerons les effets de la criminalisation des drogues sur leurs trajectoires.

La prise en charge des addictions chez les femmes

Des différences par rapport au sexe et au genre ont été documentées en ce qui concerne les expériences d'usage de drogues. Cependant, on constate que les politiques ne tiennent pas toujours compte de ces différences, les interventions étant généralement axées sur le modèle dominant de l'usager masculin. Dans de nombreux pays, les femmes accèdent moins que les hommes à la prise en charge des addictions. La stigmatisation est souvent identifiée comme l'un des freins majeurs pour les femmes lorsqu'elles veulent aller vers les services de RDR. Par ailleurs, certains centres de traitement manquent de services spécifiques pour les femmes pour l'addiction, la santé sexuelle et reproductive, le traitement du VIH mais aussi pour les autres besoins de santé (OICS, 2016). Les femmes s'inscrivaient moins souvent que les hommes dans les premiers programmes de traitement de substitution dans le Sud global[27] en Inde, en Malaisie, en Chine et au Vietnam (Armstrong, 2010 ; Nguyen et al, 2012 ; Gu et al., 2012). En Tanzanie, une plus grande discrimination envers les femmes qui s'injectent des drogues les poussait à se cacher loin des équipes de sensibilisation qui se concentrent sur les zones où se rassemblent les hommes qui s'injectent des drogues (Zamudio-Haasa et al., 2016). Comprendre les déterminants du moindre recours des femmes au niveau du CEPIAD serait très utile pour le Sénégal, mais aussi pour les autres pays d'Afrique de l'ouest qui vont ouvrir des centres de traitement pour UD.

Les obstacles à l'accès aux soins

Le constat du faible nombre des femmes dans les services de traitement pour UD suscite un questionnement sur l'accessibilité de la prise en charge des addictions et du traitement des pathologies associées, et l'impact du facteur genre. Malgré le déséquilibre entre les sexes dans les centres de traitements des addictions observé dans le monde, la littérature a rarement abordé les obstacles et les facilitateurs à l'entrée dans le traitement des addictions pour les

---

[27] Le terme « Sud global » a remplacé celui de « pays en développement » en sciences sociales.

femmes (Shirley-Beavan et al, 2020 ; El Guendi, 2025). En Afrique de l'Est, la plupart des institutions n'assurent pas de garde d'enfants, ce qui décourage l'accès des mères. Souvent, les services sont situés dans des endroits difficiles à atteindre sans accès à un transport collectif, où il n'est pas sûr pour une femme de voyager seule. Ils peuvent avoir des heures d'ouverture strictes qui posent des problèmes aux femmes qui ont un travail ou des engagements domestiques. Les centres peuvent manquer de services *outreach* (équipes de terrain, cliniques mobiles) qui permettraient d'atteindre les populations cachées de femmes UD. Parmi les autres barrières potentielles liées au genre, figurent : le coût associé à l'utilisation des services ; le manque de personnel féminin ; l'absence de formation du personnel sur des questions spécifiques à ses usagers ; un manque d'espaces réservés aux femmes ; et l'insensibilité générale au genre dans l'exécution des programmes. Une étude réalisée en Tanzanie indique que la violence basée sur le genre, et la discrimination, sont des obstacles majeurs à l'inscription dans les programmes de traitement par méthadone (Balaji et al., 2016).

Hors des centres d'addictologie, plusieurs pays d'Afrique subsaharienne ont décidé d'assurer la gratuité de certains soins pour certaines populations (Robert et al., 2017). Mais la gratuité des soins qui permet un meilleur accès des femmes aux services ne met pas fin aux discriminations dont elles sont victimes. Il est donc nécessaire de s'interroger sur les obstacles structurels, sociaux, culturels et personnels que rencontrent les femmes UD lorsqu'elles souhaitent accéder à un traitement.

Les femmes et les drogues dans les médias

Du côté des productions médiatiques, les saisies des drogues et les reportages portant sur le trafic sont largement suivis et débattus par le grand public. Les médias s'appuient sur les arrestations, les rapports de police, les saisies record pour délivrer l'information. La plupart du temps, ce sont des hommes qui sont cités dans les affaires de saisies de drogues et d'usage traitées par la presse. Au cours de la dernière décennie, les femmes ont été de plus en plus concernées par la circulation des produits et la consommation de cannabis, de cocaïne/crack et d'héroïne[28]. Dans la presse écrite, un produit appelé « tabac » (mélange de cannabis, tabac et soude) présenté sous forme de poudre, vendu en petits sachets en cachette à Sédhiou, est décrit comme utilisé par les femmes au sud du pays. Considéré comme une drogue à cause de ses effets anesthésiants, il serait utilisé comme aphrodisiaque par introduction dans le vagin[29].

Depuis quelques années, certains médias commencent à évoquer une féminisation de la consommation de cocaïne et de l'héroïne. A Dakar, deux histoires de femmes décédées des suites d'une overdose ont été particulièrement médiatisées. En juillet 2015, « M. M. » est découverte décédée dans un appartement au centre-ville. Elle a été abandonnée par des amis qui se sont enfuis quand ils ont compris qu'elle était morte par overdose de cocaïne, ce que révèlera l'autopsie[30]. L'affaire « H.T. » intervient cinq ans plus tard. Les médias rapportent qu'elle est morte d'une overdose de cocaïne lors d'une soirée privée aux Almadies, quartier huppé de Dakar, en avril 2020. Dans ces deux affaires concernant une mannequin et une directrice d'agence et fille de milliardaire, les milieux de la jet set sénégalaise ont été mis en cause à propos de la circulation et la consommation de produits. L'intérêt des médias pour les « riches et célèbres » se double alors de la révélation que les drogues touchent tous les milieux sociaux ; le stéréotype de la « femme libre » s'en trouve renforcé.

---

[28] Seneweb, 2022. Drogues : Les femmes impliquées à hauteur de 35 % dans la chaîne de trafic de drogue. https://www.seneweb.com/news/Societe/les-femmes-impliquees-a-hauteur-de-35-da_n_374174.html. URL inactive au 15/02/2026

[29] Le Monde, 2019. Du « tabac » dans le sexe : au Sénégal, une pratique dangereuse pour les femmes. C. Lauvergnier, 02/06/2019, https://www.lemonde.fr/afrique/article/2019/06/02/du-tabac-dans-le-sexe-au-senegal-une-pratique-dangereuse-pour-les-femmes_5470502_3212.html

[30] Seneweb, 2022. [Focus] Trafic et usage de drogue dure : Overdose dans les milieux huppés de Dakar. https://www.seneweb.com/news/Societe/trafic-et-usage-de-drogue-dure-overdose-_n_314496.html. inactive au 15/02/2026. Les initiales sont mentionnées dans l'article, comme dans le cas évoqué dans la phrase suivante.

Ancrages theoriques et conceptuels

Les approches des drogues et des biographies

Les premiers travaux sociologiques sur les UD, dans la lignée de l'école de Chicago, ont mis en lumière leur marginalité à travers les notions de déviance et d'exclusion, renforcées par la criminalisation des drogues et la pathologisation de la *toxicomanie* (Becker, 1963). Cette considération d'une sous-culture de l'usage de drogues s'est perpétuée avec les riches descriptions de la vente, de l'achat, du partage et de la consommation de drogues dans les rues des villes américaines, mettant en lumière leur fonction dans la vie quotidienne des personnes vulnérables et marginalisées (Becker, 1963 ; Feldman, 1968). Parallèlement, la sociologie a mobilisé la notion de *médicalisation* pour désigner l'addiction et par extension l'usage comme une pathologie plutôt que comme une exclusion sociale (Conrad et Bergey, 2015).

L'anthropologie, quant à elle, s'est imposée dans les années 1970 face à la montée des addictions et à la crise du VIH/sida. Grâce à l'ethnographie, elle a permis de penser les interactions bio-psycho-sociales à travers le concept de *syndémie*, qui articule les troubles de santé et les inégalités sociales (Singer, 2012). En plaçant l'expérience vécue au cœur de l'analyse, l'anthropologie déplace le regard vers les dimensions historiques, politiques et structurelles de l'addiction, en mobilisant un modèle explicatif culturel. La notion de syndémie (néologisme composé à partir des termes synergie et pandémie) utilisée par Singer désigne une relation dynamique entre deux ou plusieurs maladies épidémiques (ou troubles) et le contexte socio-environnemental qui favorise leur interaction (Singer, 2009). Autrement dit, une syndémie est un ensemble de problèmes de santé étroitement liés et qui se renforcent mutuellement et affectent de manière significative l'état de santé général d'une population dans le contexte de conditions sociales d'inégalités de santé (pauvreté, stigmatisation, stress). L'anthropologie s'intéresse à la vie sociale des usagers de drogues en déplaçant le regard au-delà de l'usage, et en considérant que l'addiction ne peut pas être dissociée de l'histoire, de la politique et de la problématique des inégalités (Singer, 2018).

Le modèle explicatif dominant en anthropologie est le modèle culturel.

Ainsi, la sociologie et l'anthropologie considèrent le champ des drogues et des addictions[31] comme un objet d'étude particulier et proposent « de déconstruire les catégories de pensées qui œuvrent à son élaboration » (GREA, 2018). Depuis les années 1990, une réforme lexicale accompagne les politiques de RDR, passant d'une sémantique centrée sur l'individu (*toxicomanie*, *dépendance*) à une approche des pratiques (*consommation problématique*, *addiction*) (Fortané, 2010). Dans le même temps, l'épidémie de sida a fait éclore les politiques de RDR. Avec la mise en place du CEPIAD, ces stratégies sont peu à peu implémentées dans le contexte ouest-africain. Les taux élevés d'infection à VIH parmi les populations UD, montrés par les enquêtes de prévalence, ont convaincu l'ONU à travers l'ONUDC de la nécessité de changer de démarche et d'inclure le paradigme des droits humains[32] dans la prise en charge des usagers (Olivet et al., 2017). De ce point de vue, les activistes luttent pour que les politiques mettent un terme « à la diabolisation des usagers de drogues et (visent à) les protéger contre les violations des droits humains » (Ane, 2017). Actuellement, les campagnes de sensibilisation qui développent des slogans comme « Support, Don't Punish » ou « Soutenez, Ne Punissez Pas »[33] permettent aux communautés d'UD de partager leurs trajectoires et de faire comprendre à l'opinion publique et aux politiques qu'ils ont droit à

---

[31] La notion d'*addiction* (une notion large, comportementale et neurobiologique) se substitue à celle de *dépendance* (une notion médicale et physiologique plus restreinte). Tout excès, de quelque nature qu'il soit, relève de l'addictologie, qu'il s'agisse de drogues, de sexe, de tabac ou encore de jeu. Le DSM-5 (2013) a supprimé le terme *dépendance* au profit de *trouble lié à l'usage d'une substance* ("Substance Use Disorder"). La CIM-11 (OMS, 2022) mentionne le *comportement addictif* et distingue *usage nocif*, *usage à risque*, et *trouble addictif*.

[32] Cf. la Charte des Nations Unies de 1945, la Déclaration universelle des droits de l'homme, la Charte africaine des droits de l'homme et des peuples de 1981 (connue sous le nom de la Charte de Banjul).

[33] La campagne « Soutenez. Ne punissez pas » a été développée par le Consortium International sur les Politiques des Drogues (IDPC), le Réseau International des Usagers de Drogues (INPUD), Réduction des Risques International (HRI) et l'Alliance Internationale sur le VIH/sida.

la liberté, à la santé, et à dire non à la discrimination et à la violence dont ils peuvent faire l'objet (Ane, 2017). C'est pourquoi, avec la mise en place de ces politiques de RDR, les termes *drogué* et *marginal* sont remplacés par *usager* ou *consommateur* et renvoient à « un individu capable de rationalité, gestionnaire de sa pratique et conscient de sa santé » (GREA 2018).

A propos des biographies, les notions les plus utilisées dans le champ des drogues sont la *carrière* et la *trajectoire* (le plus souvent dans le même sens). A la suite de Becker, certains auteurs ont analysé les parcours des consommateurs de drogues à travers la notion de *carrière* inspirée de l'idée de carrière professionnelle. La carrière suppose une linéarité allant de l'initiation au retrait (Lebaron, 2014). Le concept de *trajectoire* renvoie à l'idée que les personnes ayant une condition donnée développeront des changements à travers une série de phases dont chacune a des attributs la distinguant de la suivante. La notion de *phase* renvoie à une traversée, au passage, par étapes, d'un état à l'autre. Si chaque concept apporte ses nuances, les approches sociologiques de ces notions interrogent la temporalité, les séquences des parcours et les tournants décisifs, mais analysent différemment les déterminants de ce processus. Nous avons choisi de privilégier le concept de *trajectoire* pour prendre en compte les différentes séquences (ruptures et continuités) des parcours de consommation et de soins des femmes. Ce concept est important dans notre étude car il permet d'analyser les évènements non pas au coup par coup mais dans leur enchainement.

Une approche du genre et des soins de santé

Les études de genre se distinguent par leur engagement dans l'interdisciplinarité, et se sont développées grâce à une synergie entre la recherche et l'activisme féministe. Ce domaine de recherche s'appuie sur la tradition des études sur les femmes et sur des théories et du militantisme féministes. Aujourd'hui, le champ du genre s'est élargi et ce concept représente à la fois une catégorie empirique et une conceptualisation théorique, qui permet de mieux comprendre les relations et les divisions sociales tout en les décrivant. Les recherches qui s'inscrivent dans cette approche théorique prennent pour objet le masculin et le féminin, et se concentrent sur l'interaction complexe du genre avec d'autres marqueurs d'identité tels que la race, l'ethnicité, la sexualité, la nation et la religion. L'approche englobe des études allant de l'histoire des femmes, des minorités à celle de la sexualité, des identités et des inégalités (Downs, Rogers et Thebaud, 2012). La sociologie du genre examine comment la société influence notre compréhension et notre perception des différences entre la masculinité (ce que la société considère comme un comportement approprié pour un homme) et la féminité (ce que la société juge un comportement approprié pour une femme). Elle examine comment cette situation influence l'identité et les pratiques sociales. Elle accorde une attention particulière aux relations de pouvoir entre les sexes dans une société donnée, ainsi qu'à la manière dont elles évoluent dans le temps (Clair, 2015).

A titre illustratif, dans une étude menée par Desclaux et al. (2011), la notion de genre a permis d'analyser les déterminants de la vulnérabilité des femmes et leurs trajectoires de vie par rapport au VIH. Cette recherche montre que les femmes sont très souvent appréhendées dans le milieu médical à travers leur statut social de mère et leur fonction reproductive. Les auteurs rapportent que très souvent les systèmes de soins peuvent aussi être à la base des vulnérabilités qui touchent les femmes. Les logiques institutionnelles peuvent entrainer une dissonance entre le traitement médical et la vie sociale des femmes lorsque les réponses proposées ne s'accordent pas aux besoins et aux attentes de ces dernières. Par ailleurs, les inégalités de genre liées à la santé ne découlent pas seulement du milieu des soins mais aussi des normes et des valeurs de genre propres à chaque communauté (Desclaux, Msellati et Sow, 2011). Pour lire les différentes vulnérabilités auxquelles les femmes font face de manière cumulée, nous allons élargir notre approche du genre à la notion d'intersectionnalité.

Le recours au concept d'*intersectionnalité* permet d'analyser la conjonction des différents rapports sociaux, d'examiner si leur cumul tend à leur renforcement mutuel ou bien, à l'inverse, à leur compensation (Duros, 2014). La pensée intersectionnelle est aujourd'hui au cœur d'une vaste réflexion en sciences sociales sur la question de la formation des identités, sur les minorités, sur les discriminations plurielles, la sexualité, la légitimation des causes défendues par les minorités, etc. En outre, quelle que soit la perspective, l'intersectionnalité invite à décrire les situations dans lesquelles s'inscrivent les individus en montrant le caractère entremêlé des rapports sociaux. Le débat tourne alors autour de la formulation des catégories par les acteurs, de comment cette catégorisation circule, entraine des discriminations et pose des contraintes dans les sphères de mobilisation (Jaunait et Chauvin, 2013). Ce concept est pertinent pour appréhender la complexité et la diversité des inégalités sociales. Combiné à l'approche biographique, il nous permet de décrire plusieurs espaces où les rapports sociaux interagissent et influencent les trajectoires.

L'un des objectifs de la recherche qualitative en santé est de saisir et de comprendre pleinement les histoires de personnes qui vivent des inégalités façonnées par des déterminants structurels et sociaux complexes imbriqués. En choisissant une approche intersectionnelle, nous allons questionner comment le cumul ou le croisement des différentes discriminations qui touchent les femmes UD peut influencer leur rapport aux drogues, à la santé, aux homologues masculins, aux soignants… chacune de ces catégories pouvant être imbriquée à d'autres. Nos questions initiales seront : Quels sont les profils sociaux des femmes ? Sont-ils homogènes ou diversifiés, totalement ou partiellement différents de ceux des hommes ? Quels sont les problèmes particuliers liés à chaque profil ? Les catégorisations —TS, CDI, Personnes vivant avec le VIH (PvVIH) – construites sur la base du sexe, du comportement sexuel à risque, du type d'usage… conduisent-elles à des situations de honte, de stigmatisation et de discrimination ? Et comment *in fine* le cumul des représentations collectives peut-il influencer le recours à la prise en charge des addictions et des comorbidités ?

Les drogues vues par les sciences sociales au Senegal

Les premières recherches au Sénégal ayant la drogue pour objet sont réalisées en milieu hospitalier avec une approche psychopathologique. Puis, au-delà des individus, la consommation de drogues est attribuée aux mutations sociales en cours après les indépendances (Collomb, Diop et Ayats, 1962 ; Gueye et Omais,

1983). Dans les années 1990, Jean-François Werner publie les premières études ethnographiques sur la consommation dans la banlieue de Dakar (Werner, 1991a, 1991b, 1992, 1993b). Il faut attendre les années 2000 pour que les travaux universitaires se multiplient sur la toxicomanie, l'économie du cannabis, l'usage des produits psychotropes, alcool, *pions*[34], produits inhalés, cannabis, cocaïne, héroïne, etc. (Ndiaye, 2007 ; Tine, 2008), puis sur la médicalisation du traitement social des usagers de drogues (Ndione, 2017).

La plupart de ces travaux font référence à l'anthropologie urbaine et à la sociologie de la déviance (Ndione, 2017 ; Tine, 2008). Les UD sont décrits comme des « drogués », « intoxiqués », doublement marginaux du fait de leur consommation et des comportements délinquants associés (délits de vol, d'agression, de prostitution, de revente de drogues pour satisfaire la consommation). Albert Gautier Ndione dépasse cette approche dans son ethnographie des CDI à Dakar, qui aborde également la mise en œuvre d'un dispositif de prise en charge pour les UD et l'introduction des politiques de RDR. Il montre comment, grâce au dispositif du CEPIAD, les UD sont passés d'une catégorie de « déviants » à une catégorie de « malades », et illustre le concept de *médicalisation* qui transforme l'approche d'un problème social (la toxicomanie) en traitement d'un problème de santé (l'addiction).

Au fur et à mesure que la réponse médicale se développe, apparaît une réponse qu'on peut qualifier de *communautaire* (Stengel et al., 2018). L'intégration des politiques de réduction des risques est soutenue par des stratégies de sensibilisation par les pairs qui pratiquent « l'aller vers » les populations les plus vulnérables et les plus cachées dans les milieux où elles se trouvent, en vue d'améliorer l'accès aux soins (Ba et al., 2015 ; Morel et al. 2019). La pratique combine la sensibilisation sur les comportements à risque, la distribution de matériel de RDR, la médiation sociale, l'action pour créer un environnement favorable à la mise œuvre des activités de RDR, et l'incitation au recours aux soins. La stratégie

---

[34] Il s'agit de médicaments hypnotiques et tranquillisants détournés de leur indication thérapeutique.

implique des pairs-éducateurs choisis en fonction de leur expérience d'usage de drogues et de leur capacité à mener des interventions de proximité. L'étude de ce processus conclut que la sensibilisation par les pairs-éducateurs joue un rôle capital dans l'acceptabilité des politiques de RDR à Dakar. Cette stratégie a permis une certaine responsabilisation qui favorise un processus de dé-stigmatisation des personnes qui consomment les drogues, et l'engagement des pairs se révèle efficace dans le processus de rétablissement des UD (Stengel et al., 2018).

Le genre de l'objet ? Le féminin peu visible

Les études que nous avons citées ci-dessus comportent peu d'informations sur les femmes UD. Certains auteurs abordent le sujet sans le traiter de manière spécifique et tous soulignent la faible proportion de femmes dans leurs populations d'études. Les ethnographies, ainsi que les études de prévalence, concernent davantage d'hommes que de femmes, à l'exception de celle de Jean-François Werner.

Dans son livre *Marges, sexe et drogue à Dakar*, Jean-François Werner décrit les usages de drogues à Pikine à travers une ethnographie ancrée dans sa connaissance de longue date de la banlieue dakaroise. Il montre comment l'urbanisation marginalise certaines populations (UD, dealers, prostituées…) et constate une nette sous-représentation féminine parmi les consommateurs : 96,5 % des personnes de son échantillon sont des hommes. Les sept femmes rencontrées, âgées de 20 à 30 ans, sont majoritairement mères célibataires et travailleuses du sexe. Selon Werner, cette invisibilité s'explique par une stigmatisation plus forte de la consommation féminine. Il souligne aussi la précarité généralisée des usagers (petit commerce, ouvriers, fonctionnaires précaires), marqués par les difficultés économiques (Werner, 2000). L'ethnographie se distingue par le portrait de M., jeune femme consommatrice de cannabis et d'alcool, dont il relate le parcours, les usages, et la stigmatisation sociale. Werner insiste sur la nécessité de rendre visibles ces figures féminines occultées, ouvrant la voie à une réflexion sur les usages de drogues chez les femmes.

Ndione (2017) retrace à travers une perspective sociohistorique comment l'usage de drogues concerne de plus en plus les femmes. Il rapporte que selon les rapports du CILD, dès les années 2000, environ 20 % des UD reçus par la police sont des femmes, majoritairement consommatrices de sédatifs. À la clinique psychiatrique du CHU de Fann, leur présence augmente également ; elles sont souvent issues de milieux aisés ou ont séjourné en Occident. Leur nombre d'interpellations est en hausse constante. Pourtant, elles demeurent sous-représentées dans l'étude : sur 23 biographies d'UD, seulement cinq concernent des femmes. Leur usage d'héroïne ou de crack est souvent lié au travail sexuel qui permet de financer leur consommation. Ndione les décrit comme une « population cachée », celle du monde des UD à Dakar. Son travail apporte des éléments sur leurs activités personnelles et professionnelles, mais n'explore ni la diversité des profils féminins, ni les multiples facteurs influençant leurs parcours.

En 2018, l'étude de Stengel, en collaboration avec l'Alliance Nationale des Communautés pour la Santé (ANCS), a montré que les pairs médiateurs, qui sont pour la plupart des hommes âgés, avaient des difficultés à atteindre les femmes et les jeunes. L'étude suggère de diversifier les profils en fonction de l'âge et du sexe dans le recrutement des pairs qui interviennent dans les activités outreach. Cependant, cette recherche n'interroge pas les stratégies de l'équipe de terrain pour repérer ces populations, décrites comme les moins visibles du milieu des UD (Stengel et al., 2018).

L'émergence du genre dans la littérature et les études sociales au Sénégal

A l'époque des indépendances, le discours scientifique sur la condition féminine en Afrique est marginal par rapport à ceux portant sur le développement et la renaissance culturelle de l'Afrique. Pourtant, les romans africains participent très tôt à la construction d'un imaginaire sur les rapports de genre. Les premiers textes, majoritairement écrits par des hommes, évoquent les discriminations subies par les femmes, mais se focalisent sur les dangers supposés de la modernité et de l'émancipation féminine. En parallèle, les auteures africaines abordent des problématiques spécifiques telles que la polygamie, l'excision ou l'injonction à la maternité (Locoh, 2007). À titre illustratif, le roman « Une si longue lettre » de Mariama Bâ aborde de manière très large le statut de la femme africaine dans la société sénégalaise, en discutant la polygamie, l'éducation, et la condition de la femme (Bâ, 1987).

Cependant, les usages de drogues au féminin restent largement absents de ce narratif littéraire. A notre connaissance, l'un des rares romans à ce sujet est « Le baobab fou » de Ken Bugul, qui est une œuvre autobiographique (Ken Bugul, 1996). Après une enfance marquée par des difficultés au Sénégal, Ken Bugul part en Belgique pour poursuivre ses études après l'obtention de son baccalauréat. Par la suite, elle interrompt son parcours universitaire et entre dans une crise identitaire, qui la conduit à la drogue et à la prostitution. Dans Le Baobab fou, elle lie ce comportement transgressif à un désir profond de s'affranchir des tabous traditionnels pesant sur les femmes dans les sociétés africaines. La découverte de la drogue s'inscrit alors dans une confrontation avec un univers étranger et dans un processus de reconstruction de soi, orienté vers une nouvelle forme de féminité affranchie. Ken Bugul y évoque son intimité, son corps, et le rôle que la drogue a joué dans sa trajectoire vers la prostitution.

Du côté scientifique, les chercheures africaines et les militantes féministes ont placé les femmes au centre du débat sur la modernité au Sénégal dès 1975. Elles ont introduit la notion de genre pour lire les expériences féminines, intégrant les dimensions de sexe, classe, race, religion et caste. L'Association des femmes africaines pour la recherche sur le développement (AFARD[35]), fondée en 1977 à Dakar, marque une première institutionnalisation de cette approche. Le Conseil pour le développement de la recherche en sciences sociales en Afrique (CODESRIA) s'y engage dès sa création en 1996, et l'université Cheikh Anta Diop développe à partir de 2004 des recherches sur le genre au sein de l'Institut fondamental

---

[35] AFARD est une organisation féministe panafricaine créée à Dakar en 1977 à la suite de rencontres de chercheuses africaines à Lusaka (1976), ayant pour objectif de décoloniser la recherche sur les femmes africaines et de produire des analyses féministes ancrées dans les réalités du continent.

d'Afrique noire (IFAN). D'autres unités, comme le Laboratoire Femmes, société et culture ou l'Ecole doctorale sur l'homme et la société (ED-ETHOS) prolongent cette dynamique (Fall et Thiéblemont-Dollet, 2009). Les axes qui cristallisent le plus d'attention relèvent de l'économie, l'éducation, la santé, et les violences faites aux femmes.

Dans le champ du VIH, certaines analyses vont porter sur la manière dont les rapports inégaux par rapport à la sexualité, au mariage et la famille jouent un rôle déterminant dans les expériences procréatives (Desclaux, Msellati et Sow, 2011 ; Boye, 2016). Cependant aucune des recherches portant sur les femmes dans la catégorie des « population clés » pour le VIH n'a interrogé les expériences de consommation de drogues des femmes ou la question de leur prise en charge.

METHODOLOGIE, ETHIQUE ET REFLEXIVITE

Sites et populations d'enquête

J'ai commencé les investigations pour ce travail en 2016-2017 et mené mes recherches dans les régions de Dakar et de Thiès (Saly et Mbour). Le choix de ces localités est lié aux objectifs et au contexte de la recherche. La région de Thiès, à 70 km de Dakar à l'ouest du pays, s'étend en couronne autour de la presqu'île du Cap-Vert. Elle comprend la Petite Côte qui est une zone balnéaire et résidentielle de loisir. Saly Portudal, station balnéaire à 80 km au sud de Dakar, est le plus grand site touristique de l'Afrique de l'ouest (ANSD, 2024). Au-delà des visites dans les milieux des UD à Dakar et à Saly, des observations ont été menées dans deux sites de prise en charge, le CEPIAD au CHNU de Fann et l'Unité de prise en charge des addictions de l'hôpital de Grand Mbour (UPAM).

Le CEPIAD a été construit au sein du service de psychiatrie du CHNU de Fann. Depuis fin janvier 2015, il propose aux UD un programme de soin et de RDR pour les VIH, VHB, VHC, incluant un traitement de substitution aux opiacés (surtout l'héroïne) par méthadone, un programme d'échanges de seringues, des activités de convivialité, une psychothérapie.

L'Unité de prise en charge des addictions de l'hôpital de Grand Mbour (UPAM) a été mise en place en 2018 dans une optique de décentralisation de l'offre du CEPIAD. Elle est logée au sein de l'Unité de Traitement Ambulatoire (UTA) des patients VIH de l'hôpital de Grand Mbour. L'UPAM propose également le traitement méthadone et un programme d'échange de seringues. Elle est soutenue par l'ONG ENDA Santé[36] dans l'élaboration et le déroulement des activités de convivialité. L'UPAM n'avait pas encore inscrit de femmes au programme méthadone au moment de l'enquête, pour laquelle les femmes rencontrées à Mbour et Saly consommaient pour la plupart de la cocaïne/crack.

Les catégories de personnes interrogées concernaient en premier lieu les femmes UD inscrites dans le dispositif de prise en charge, sous traitement depuis un mois et plus, et les femmes UD qui ne fréquentaient pas de structure de soins pour le traitement de l'addiction. La seconde catégorie concernait les hommes UD qui ne fréquentaient pas le CEPIAD. La troisième catégorie regroupait les personnes ressources (soignants, intervenants dans le domaine, spécialistes de la RDR). J'ai recueilli 34 biographies de femmes. Les personnes interrogées entre 2017 et 2021 comprennent 42 femmes (entretiens individuels et de groupes), 10 hommes (entretiens individuels) et 6 acteurs institutionnels.

Durant la première année d'enquête, il m'a été difficile de rencontrer des femmes hors du CEPIAD. Avec l'aide des médiatrices et médiateurs et en faisant des sorties périodiques de jour et de nuit sur le terrain, j'ai pu rencontrer différents profils de femmes les deux années suivantes. L'appui des pairs médiateurs m'a permis d'identifier des femmes UD. Ils ont facilité mon travail, en sensibilisant leurs pairs à me faire confiance, en témoignant de la confidentialité de mes enquêtes. Les pairs médiateurs m'ont également appris des attitudes, un langage à tenir pour aborder au mieux les femmes. A partir de là, j'ai pu tisser des relations d'enquête plus amicales. La collaboration avec ces relais a

---

[36] ENDA (Environnement et Développement du Tiers-Monde) : ONG internationale de développement durable et participatif créée en 1972 au Sénégal, dont la branche Santé est impliquée notamment sur les questions de genre, VIH, et consommation de drogues.

également été bénéfique pour les sorties de nuit où il n'était pas toujours aisé pour une femme de se rendre seule dans les bars et les boites de nuit. Ils m'ont permis de me sentir en sécurité et d'engager de nouvelles relations à chaque sortie.

Une méthode dite boule-de-neige a été utilisée avec une entrée dans des associations d'UD et de TS. Cette méthode consiste à demander aux premières personnes interrogées d'en indiquer d'autres qui pourraient être concernées par l'enquête, et ainsi de suite. C'est ainsi que certaines femmes m'ont mise en contact avec leurs pairs.

Techniques utilisées et organisation des enquêtes

Pour analyser des processus sociaux complexes, il est important de recueillir des données fines afin d'arriver à saisir la dynamique de la vie des individus. Ainsi, les données ont été collectées de manière progressive. J'ai fait des passages répétés sur le terrain en diversifiant les contextes de rencontres avec les femmes (CEPIAD, lieux d'habitation, quartiers populaires, monde de la nuit et du divertissement). Différentes techniques ont été mobilisées pour collecter les données, lors d'enquêtes successives : observations, récits de vies, entretiens individuels et collectifs.

Pour me familiariser avec le terrain, une immersion au CEPIAD pendant une année, premier exercice de l'enquête de terrain, m'a permis de participer aux activités avec les patients (causeries, club méthadone, repas communautaires). La méthode de l'observation directe m'a permis de faire une description approfondie de tous les espaces (utilisation, occupation), de recueillir des informations relatives aux UD et aux femmes en particulier (circuit, prise de la méthadone, activités, différences entre les hommes et les femmes pendant les activités, sujets de discussions, actualités dans le milieu). Tout au long de mon travail, j'ai participé à la plupart des activités organisées par les acteurs de la réponse à l'endroit des femmes, ce qui m'a permis d'observer les réactions des femmes et de décrire les activités. En étant immergée sur le terrain, j'ai pu progressivement développer des relations privilégiées avec les UD, établir une certaine confiance avec les femmes. J'ai fait des sorties de nuit dans les bars et boites de nuit en vue d'établir des liens avec les femmes et d'observer les interactions dans le monde de la nuit et du divertissement.

Considérations éthiques

L'éthique en sciences sociales et la recherche en terrain sensible

L'éthique de la recherche est définie comme une réflexion sur les valeurs et finalités de la science, s'appuyant sur des normes institutionnelles mais aussi sur des délibérations et une réflexivité liées à la pratique (Coutellec, 2019). Elle découle de l'éthique générale de la science, elle-même ancrée dans la moralité sociale (Carvallo, 2019). Le passage devant des comités d'éthique est requis pour les recherches abordant des questions de santé.

En sciences sociales, les chercheurs sont souvent confrontés à des dilemmes éthiques issus de leur pratique, notamment sur le terrain (Burton-Jeangros, 2017). Dans mon cas, des situations complexes ont imposé un retour réflexif entre intégrité scientifique et responsabilité sociale, en particulier lors d'un terrain sensible.

Établir la confiance sur un terrain sensible

Enquêter sur un terrain sensible, c'est affronter des difficultés liées à des contextes marqués par la stigmatisation, la souffrance ou la marginalisation. Mon premier défi au CEPIAD a été de gagner la confiance des femmes usagères. Méfiantes au départ, elles refusaient souvent de discuter. La participation aux moments de convivialité et les échanges informels ont progressivement permis une familiarité. La régularité de ma présence a facilité l'émergence de récits plus denses, comme celui de Siga (voir plus loin). Certaines m'ont ensuite intégrée à leur communauté.

> *« Tu fais partie de nous ».* Amy, 38 ans

Cette confiance se traduisait aussi par des demandes de clarification à propos des informations médicales reçues. Je les écoutais, puis les redirigeais vers les professionnels compétents. En dehors du dispositif, il a aussi fallu instaurer des liens. L'appui des médiateurs a été précieux pour faciliter l'approche et lever les craintes d'être face à une journaliste. Leur présentation de ma démarche, soulignant que j'étais la première à m'intéresser à ces femmes, a été décisive. Certaines femmes restaient réticentes, mais en acceptant de partager des moments dans leur environnement (bars, discussions informelles), j'ai réduit la distance. Avec le temps, elles ont perçu l'intérêt de ma recherche :

> *« Si on parle aujourd'hui des femmes UD, c'est parce que tu t'es intéressée à nous ».* Siga, 54 ans

Le sexe de l'enquête

Dans la recherche qualitative, la position du chercheur, qu'il soit *insider* ou *outsider,* influe directement sur la collecte et l'analyse des données. Depuis peu, les clivages traditionnels entre « ethnologie chez soi » et « chez l'autre » sont remis en question, au profit d'une attention portée à des variables plus fines comme l'âge, le statut social, le genre ou encore l'origine ethnique (Ouattara, 2004 ; Marzo et Gomez-Perez, 2020).

Travaillant en tant que femme auprès d'usagères de drogues perçues comme déviantes, je pense que le fait d'être femme a favorisé une relation de confiance. Les femmes ont declaré être plus enclines à me livrer des récits intimes car elles partagent avec moi l'expérience d'être mère ou femme dans le contexte sénégalais. Cette proximité genrée, initialement inattendue, a facilité une relation d'enquête marquée par la complicité, mais aussi par une forte charge émotionnelle. Elle m'a permis d'accéder à la subjectivité des femmes, à leurs trajectoires, leurs vulnérabilités et aux formes de stigmatisation qu'elles ont vécues.

Face aux récits empreints d'émotions et de souffrances, j'ai adopté une posture d'écoute active et empathique, tout en maintenant une distanciation critique. Cette démarche réflexive interroge le rôle des émotions dans la production de savoirs et invite à reconnaître leur valeur heuristique. L'enquête devient alors un espace de transformation réciproque : la chercheuse est affectée par son terrain autant qu'elle l'affecte. Nous « emmenons avec nous » (métaphoriquement) les personnes que nous enquêtons lorsque nous faisons des transcriptions. Tout comme notre personnalité affecte notre rapport au terrain et à l'analyse, ces derniers ont également un impact sur notre personnalité (Dwyer et Buckle, 2009). Travailler auprès des femmes m'a permis de m'engager dans des actions militantes et pédagogiques (telles que des enseignements sur le thème « Genre et drogues » et la co-création du RESCIDAF (Réseau Scientifique Drogues en Afrique francophone)[37].

La recherche en terrain sensible implique de penser le genre, les affects, et la proximité, comme des ressources méthodologiques et analytiques, qui enrichissent la compréhension des expériences vécues tout en reconfigurant la posture du chercheur.

CONCLUSION

Dans ce chapitre qui décrit de façon détaillée le contexte et la démarche que j'ai utilisée pour l'enquête de terrain, j'ai aussi décrit les conditions de production de mes données. Cette réflexivité est nécessaire dans toute enquête ethnographique afin de réfléchir sur les forces et les défis de la recherche qualitative. L'éthique de la recherche en sciences sociales ne se fonde pas seulement sur des normes, procédures et chartes éthiques, elle dépend aussi des contextes et des conditions sur le terrain. Les situations que j'ai décrites illustrent l'éthique en pratique et la complexité du terrain sensible ; cela éclaire l'approche socio-anthropologique.

---

[37] Réseau Scientifique Drogues en Afrique francophone, https://rescidaf.hypotheses.org/ : L'équipe CODISOCS a mis en place un réseau regroupant les chercheurs d'Afrique francophone pour permettre une meilleure collaboration et une vulgarisation des recherches. Un site internet a été élaboré à cet effet et je suis chargée de mettre des ressources sur une page spécifique « Femmes » et de coordonner les webinaires mensuels.

CHAPITRE 2

TRAJECTOIRES ET VIES DE FEMMES APPROCHE BIO-ETHNOGRAPHIQUE

Ce chapitre présente les biographies des femmes, centrées sur leur rapport aux drogues, mises en récit, et croisées avec des données ethnographiques. Les raisons qui poussent un individu (homme ou femme) à s'engager et à se maintenir dans la consommation sont multiples. Les motivations varient selon les individus, les produits, les modes d'usages et les événements biographiques heureux ou malheureux (Maestracci, 2005). Selon Mendreck (2014), les individus ont recours initialement aux drogues dans l'optique de susciter l'euphorie, se doper (décupler l'énergie ou stimuler la concentration) ou s'auto-médicamenter pour soulager la dépression, l'anxiété ou la douleur chronique. Les garçons et les hommes expérimenteraient les drogues le plus souvent pour un besoin d'appartenance au groupe, tandis que les filles et les femmes les utiliseraient pour réduire le stress ou la douleur physique et/ou psychologique (Mendrek, 2014). Dans le contexte sénégalais, existe-t-il des motifs et modalités d'initiation aux drogues spécifiques aux femmes ? Quelles sont les dynamiques de construction des trajectoires des femmes UD ? Lors des entrevues, les femmes ont partagé avec nous leur « première fois avec la drogue » ainsi que leurs motivations à consommer tout au long de leurs trajectoires de vie.

Dans ce chapitre, nous examinons les différents processus d'initiation de la consommation chez les femmes et les motivations qui les poussent à poursuivre l'usage de substances psychoactives. A travers les récits des trajectoires, nous montrons comment certaines se maintiennent dans une consommation régulière alors que d'autres parviennent à limiter et contrôler leur usage. Puis, nous décrivons la variété des trajectoires en présentant à titre illustratif des histoires de vie de femmes UD.

LES MODALITES D'INITIATION AUX DROGUES

Les femmes que nous avons rencontrées ont été initiées aux drogues suivant quatre modalités, qui apparaissent dans les entretiens : l'initiation par les pairs, à l'insu, par le partenaire, et à la suite de prescriptions médicamenteuses. Pour décrire chaque type d'initiation, nous allons partir d'un extrait de récit de vie d'une femme que nous avons interrogée. Nous commençons par l'histoire de Bintou, déjà évoquée dans l'introduction.

Bintou, l'initiation à l'insu

Bintou a consommé de l'héroïne et de la cocaïne pendant plus de 20 ans. A notre première rencontre, elle nous raconte la manière dont elle a été entrainée à consommer de la drogue sans le savoir :

> *« En fait c'est une longue histoire. (...) J'étais en Europe, plus précisément en France, j'avais un ami d'enfance qui était de la Médina et moi j'habitais à Rebeuss (...). Mon ami d'enfance-là m'a beaucoup aidée quand on était là-bas. (...) Quand il est revenu au pays, déjà il était accro et il n'avait plus rien, quoi. Donc moi je l'aidais souvent, peut-être pour lui payer la dette pour ce qu'il faisait pour moi en France. Quand il a su que (...) j'avais un appartement et tout, (...) il m'a 'mêlée' comme on dit. C'est-à-dire que quand il venait chez moi, comme je fumais de l'herbe, du cannabis, il le mélangeait avec l'héroïne et on fumait ensemble mais sans pour autant me dire qu'il y avait de l'héroïne dedans. C'est ce qu'on appelle dans le jargon* 'miner la personne', *pour la faire devenir consommatrice ».* Bintou, 59 ans

L'ami exploite la dette morale que Bintou ressent à son égard et initie Bintou à l'usage de l'héroïne. Mais Bintou ne se doute pas qu'elle est en train d'en consommer, jusqu'au jour où son ami s'absente et elle commence à ressentir le syndrome de manque. Elle se dit malade, elle n'est donc pas consciente que l'état dans laquelle elle se trouve est une conséquence de la privation d'héroïne.

> *« J'ai fumé pendant deux semaines avec lui parce que tous les après-midis presque il venait chez moi, il amenait l'herbe et on fumait ensemble, or il mettait de la drogue*

dedans. Donc (...) il est resté deux jours sans venir à la maison, là (...) j'étais malade et ma famille pensait que j'avais le palu et tout ça (...). On me donnait des médicaments mais ça n'arrêtait pas quoi. J'ai eu la diarrhée, des vomissements. Donc deux jours plus tard il est revenu, il m'a fait fumer un joint et ça va quoi. Dès que j'ai commencé à fumer avec lui je n'étais plus malade. C'est à ce moment que je lui ai posé la question de savoir, qu'est-ce que tu as mis dans le joint parce que les deux jours que je ne t'ai pas vu j'étais malade et on m'avait même amenée à l'hôpital (...). Donc il m'a fait comprendre que j'étais en état de manque. Je lui ai dit 'Mais comment ça se fait, parce que j'ai longtemps fumé de l'herbe mais je ne suis jamais tombée malade, donc tu as dû mettre quelque chose dedans'. *Alors il m'a expliqué que c'était un mélange avec l'héroïne. C'est par la suite que j'ai compris qu'il l'a fait exprès, parce que comme moi j'avais plus de sous que lui à ce moment-là, donc il m'a mise dans cet état-là et j'étais obligée d'acheter de la drogue pour qu'on fume tous les deux ».* Bintou, 59 ans

Dans le jargon des consommateurs de drogues à Dakar, « miner la personne » signifie ajouter de l'héroïne dans un joint de cannabis en cachette dans le but de la rendre dépendante inconsciemment. L'initiation à l'insu est généralement faite par un ami ou un dealer et sous-tendue par un intérêt économique ou matériel. Le dealer vise à rendre la femme dépendante pour gagner une cliente. « L'ami » veut la subordonner à partager ses doses ou l'utiliser pour qu'elle lui achète son produit. L'initiation à l'insu par un dealer est similaire à ce que Ndione a décrit sous le terme « d'initiation par l'économie du trafic » qui cible des personnes ayant des ressources économiques capables de nourrir le trafic (Ndione, 2017).

Cette forme d'initiation est décrite par d'autres femmes. Nini a été entrainée à consommer par un ami dealer :

« Il y avait un dealer qui était amoureux de moi. Il y avait aussi une de mes copines dont le copain utilisait aussi la came[38]*. C'est son copain qui m'avait proposé de sortir*

[38] Terme émique qui fait référence à l'héroïne.

avec le dealer qui est son ami, et comme ça je pourrais lui demander la came et après je la donne au copain de ma copine. Donc son copain me faisait parfois un joint pour que je le fume. Parfois j'avais mal partout dans mon corps, et c'est après qu'il m'a dit que c'est la came qui fait cela. Mais je lui ai reproché pourquoi il m'a fait consommer ça, car je ne savais pas que c'est comme ça que ça se passait. » Nini, 29 ans

Concernant Bintou, le parcours migratoire ajoute une dimension cruciale à sa trajectoire d'usage. La migration, en particulier vers l'Europe, est souvent associée à des situations de précarité et de marginalité, qui augmentent la vulnérabilité des migrants face aux drogues. Selon des rapports récents (ONUDC, 2020), les migrants en situation irrégulière ou marginalisée sont plus exposés à des réseaux de consommation et de trafic, notamment en raison du manque d'accès à des ressources économiques et sociales stables. Dans le cas présent, Bintou précise que sa trajectoire d'usage d'héroïne n'a pas débuté en France, malgré son implication dans le trafic en tant que *mule*. Cependant, le retour au Sénégal, souvent synonyme de réintégration difficile pour les migrants revenus, semble jouer un rôle déclencheur. Son ami, en situation précaire après son retour, provoque son entrée dans l'addiction à l'héroïne.

Diary, l'initiation par les pairs

Diary est (ex) consommatrice d'héroïne et de cocaïne. Elle aussi a été initiée à la prise d'héroïne par un ami UD :

« Pour la drogue, il y avait un mec qui habitait à Rufisque et qui me considérait comme son amie. Quand il venait, il me confiait un sachet de drogue qui pesait 500 grammes généralement (...) C'était de l'héroïne. Il venait souvent à minuit. Je posais le sachet au-dessus de ma table près de mon lit, je ne savais même pas le danger que ça représentait. Lorsqu'il venait, je lui prêtais un plat et il y mettait ce produit, il sortait des sortes de boules et il les versait dans des paquets. Je lui ai demandé un jour ce que c'est, il me dit que c'est à fumer mais c'est très dangereux (...) donc on a arrêté de parler du sujet. Un jour, il a mis ce produit dans la cigarette, il fume et ensuite il me la passe. Quand j'ai fumé, j'étais

immédiatement soûle et j'avais des sortes de petites démangeaisons sur tout mon corps (...). Le lendemain il est encore venu et on a recommencé à fumer. Au troisième jour, il m'a dit 'Ma sœur, il faut que tu arrêtes ça, c'est différent du chanvre indien, si tu ne le prends pas tu seras en manque'. *Mais je ne pouvais pas l'entendre. Donc j'ai pris un couteau et j'en ai volé une grande quantité. Lorsqu'il s'est rendu compte que la drogue était souvent volée par moi, et que je la fumais le même jour, alors il est venu la récupérer. Un week-end, on est parti à la plage et j'avais bu de l'alcool, après quelques moments je suis tombée en crise, et c'était dû à un manque de drogue. J'étais très agressive et je me débattais complètement, j'ai même piétiné un des toubabs qui essayaient de me sauver (..). C'est ce qui m'a poussée à utiliser la drogue dure* ». Diary, 50 ans

Diary entre dans l'usage de drogues sur incitation de son ami qui lui passe un joint avec un mélange d'héroïne et de cannabis. Par la suite, pour faire face à l'état de manque[39], elle vole la drogue qui lui a été confiée par cet ami consommateur et dealer. A partir de là, elle va progresser vers une trajectoire addictive. On retrouve ce mode d'initiation dans le parcours d'autres femmes comme Alima, qui a été amenée à consommer par ses fréquentations :

> *« A force d'être dans un milieu où beaucoup de mes amis le consomment, on finit par hériter de cette habitude ».* Alima, 35 ans.

Ici, il est question d'incitation mais aussi d'un apprentissage à consommer par les pairs. Ce parcours initiatique n'est pas spécifique aux femmes et se retrouve également dans les trajectoires des hommes. Ndione rapporte que ce type d'initiation concerne la majorité des usagers interrogés dans son étude. Un groupe de consommateurs se crée entre personnes proches afin de se constituer

[39] L'état de manque ou syndrome de sevrage désigne des manifestations physiques, psychiques et comportementales qui apparaissent lorsqu'une personne, réduit ou arrête la consommation d'une substance psychoactive ou un comportement addictif. Le syndrome de sevrage peut se manifester par les symptomes suivants : anxiété, irritabilité, douleurs, troubles du sommeil, craving (envie irrépressible), symptômes neurovégétatifs, etc. https://icd.who.int/browse10/2008/fr#/F10-F19

un milieu où on peut consommer ensemble ou se partager les doses (Ndione, 2017). L'entrée des femmes dans l'usage débute souvent dans des contextes relationnels marqués par la confiance. Comme Diary, d'autres femmes rencontrées sont initiées par des hommes (amis, partenaires ou dealers) qui profitent de leur vulnérabilité émotionnelle ou économique. Ce schéma est corroboré par le récit de Fily.

Fily, l'initiation par le partenaire amoureux

Fily est consommatrice d'héroïne, de cannabis et d'alcool. Elle a été initiée à la consommation par un partenaire amoureux.

> *« On m'a donnée en mariage à un oncle que je n'aimais pas. Le jour de mon mariage, mon mari m'a déviergée de force, il y avait des gens qui me tenaient de chaque côté pour qu'il puisse le faire. Après j'ai fugué et je suis restée sept mois sans coucher avec un homme et c'est après que j'ai eu un rapport sexuel et je suis tombée enceinte (...). J'ai connu un gars à Guinaw Rail, en fait c'est des amies qui m'ont amenée là-bas. C'est une maison où se rassemblaient des jeunes filles qui avaient fugué de chez elles. Le gars il fréquentait la maison et il a commencé à me faire la cour. (...) J'étais jeune à l'époque, je devais avoir 14 ou 15 ans. C'est dans cette maison que le gars m'a initiée à l'usage. J'ai appris à consommer de la drogue, on prenait de l'alcool, on consommait du cannabis et de l'héroïne. C'est des baraques qui sont à Pikine, Guinaw Rail avec beaucoup de pièces et j'avais une amie qui avait loué une chambre là-bas et j'étais avec elle. Le soir on consommait notre drogue avec d'autres amis, hommes et femmes. »* Fily, 56 ans

L'usage de drogues peut souvent faciliter les interactions sociales. Le fait d'être initiée par un petit ami ou un conjoint usager s'inscrit dans la construction d'une relation où les femmes comme Fily veulent se sentir proches de leur partenaire. Le témoignage de Fily révèle une trajectoire marquée par des expériences de violence sexuelle, de marginalisation et d'initiation à la consommation de drogues. Ce parcours s'inscrit dans des dynamiques sociales et genrées complexes, où les violences patriarcales, les fuites hors du foyer familial et les réseaux de socialisation précaires jouent un rôle central. Le récit de Fily commence par un mariage forcé et la violence subie lors de sa nuit de noce. Cette scène tragique illustre les mariages précoces et forcés, qui restent courants. Au Sénégal, environ 31 % des filles sont mariées avant l'âge de 18 ans en 2021, et ces unions précoces sont souvent accompagnées de violences conjugales et sexuelles (Iris Group, 2021). L'acte de fuite décrit par Fily est une forme de résistance à cette violence. Toutefois, cette fuite hors du cadre familial la met dans une grande vulnérabilité, qui l'expose à des rapports de pouvoir inégalitaires avec des hommes plus âgés dans la maison de Guinaw Rail devenue son refuge. Dans ce cadre, la consommation de drogues apparaît non seulement comme un moyen d'évasion face aux traumatismes, mais également comme un comportement appris et normalisé dans ces environnements. Les espaces de consommation décrits par Fily sous l'appellation de *baraques* à Pikine, constituées de plusieurs pièces louées par des jeunes, renvoient aux micro-communautés d'UD, souvent documentées dans les périphéries urbaines. Ces espaces fonctionnent comme des lieux de refuge pour des jeunes marginalisés.

Les trajectoires de Bintou, Diary et Fily s'inscrivent dans des contextes de vulnérabilité émotionnelle, économique et sociale, mais elle ne peuvent être appréhendées uniquement sous l'angle d'une victimisation passive. En effet, si les hommes jouent un rôle central dans l'initiation à la consommation, une lecture exclusivement déterministe ou paternaliste invisibilise l'agencéité des femmes, comme cela a pu être reproché à certains travaux. Bintou, Diary et Fily ne sont pas uniquement manipulées ou instrumentalisées par les hommes à leur entrée dans l'usage. Diary vole la drogue, non pas simplement par dépendance, mais dans un geste qui pourrait être compris comme une prise de contrôle sur un produit qui jusque-là lui échappait. Fily participe activement aux soirées de consommation avec d'autres femmes et hommes, dans une dynamique de sociabilité partagée. Les femmes comme Fily trouvent dans ces milieux une forme de reconnaissance. La consommation de drogues devient un moyen de faire face aux violences passées et à la marginalisation. Leur agencéité se manifeste dans des choix qu'elles opérent, meme s'ils sont limités et faits dans des contextes contraints, mais non totalement dénués d'options.

Penda, l'initiation par les prescriptions médicamenteuses

Pour faire face à des douleurs dues à sa maladie (drépanocytose), Penda abuse du tramadol qui lui a été prescrit comme antalgique. Elle raconte son entrée dans l'addiction.

> *« Moi je ne considérais pas ça comme de la drogue mais plutôt comme un remède, un antidouleur, car j'ai de la drépano SS. Donc les médicaments que je prenais étaient des antidouleurs. (...) [Le] Tramadol, je le prenais car les douleurs que j'avais étaient tellement insupportables que je piquais parfois une crise. Donc pour empêcher ces crises, je m'injectais pour diminuer les douleurs. Mais quelque temps plus tard, les gens me disaient que c'est une drogue, alors à partir de ce moment-là, je ne vivais plus en paix avec mon père et mes frères et sœurs, ces derniers me reprochaient souvent d'être une paresseuse et ils ne me respectaient plus. (...) En fait quand je piquais parfois une crise et que j'allais à l'hôpital, on me le donnait là-bas et on le mettait dans une boite, et j'avais remarqué que quand je l'utilisais, les douleurs s'arrêtaient automatiquement. (...) Alors à un moment donné, je l'achetais et je me faisais l'injection moi-même parce que je ne pouvais pas voir quelqu'un pour me l'injecter ».* Penda, 24 ans

Plusieurs femmes sont entrées dans l'addiction par un même usage problématique à la suite de prescriptions médicales dans un contexte de douleur, concernant le plus souvent du tramadol. C'est le cas également de Yacine (cf. chapitre 3). Ces femmes souffraient de douleurs dues à des maladies (drépanocytose, scoliose) sans rapport avec la santé mentale. Insérées socialement, ces consommatrices d'opiacés licites qui finissent par s'approvisionner sur le marché informel ne se reconnaissent pas à travers le terme stigmatisant de « droguée ».

La drépanocytose, une maladie héréditaire courante en Afrique subsaharienne, est associée à des épisodes douloureux appelés *crises vaso-occlusives*, qui nécessitent souvent une prise en charge rapide et des antalgiques puissants. Selon l'Organisation Mondiale de la

Santé (OMS), environ 300 000 enfants naissent chaque année avec cette maladie en Afrique, où l'accès à des soins adéquats est souvent limité. Dans le cas de Penda, le tramadol, un opioïde léger prescrit pour soulager ses crises, devient progressivement une solution autogérée à une douleur chronique mal prise en charge. Cette trajectoire témoigne des contextes de soins insuffisants en Afrique de l'ouest par manque de suivi médical, et de l'absence de solutions alternatives pour gérer durablement la douleur.

LES DYNAMIQUES DE CONSTRUCTION DES TRAJECTOIRES

Les dynamiques de construction des trajectoires des femmes UD semblent pouvoir être appréhendées à travers des paliers marquant leur engagement, auxquels sont associées des motivations à consommer.

Les paliers de l'engagement dans une trajectoire

Les usagères de drogues identifient quatre niveaux d'engagement dans la consommation, qu'elles désignent généralement par des verbes d'action. Ces caractérisations sont émiques : les termes sont employés par les femmes pour décrire leur pratique de consommation.

1. Goûter de temps en temps :
   A ce niveau, les usagères consomment de manière occasionnelle et festive. Ce palier concerne notamment les usagères de cocaïne ou de crack que j'ai interrogées. L'usage de substances n'interfère pas avec leurs activités quotidiennes. Les femmes qui se trouvent dans ce palier limitent leur consommation et maintiennent une vie sociale organisée. Elles ne portent pas de stigmates de l'usage, c'est-à-dire que leur aspect physique n'est pas affecté par la consommation de drogues. L'usage passe souvent inaperçu dans l'environnement immédiat (famille, réseaux de sociabilité).

2. Consommer sans être conditionnée :
   Les femmes se situant dans ce palier disent souvent que leur usage est régulier mais que les drogues ne les conditionnent pas. Elles arrivent à gérer leur consommation pour éviter d'évoluer

vers d'autres pathologies. Elles estiment que la consommation n'a pas d'influence sur leur état de santé, et ne portent pas de stigmates physiques. L'impact est plutôt économique et psychique car il leur faut trouver de l'argent pour consommer. Celles qui utilisent la cocaïne ou le crack insistent sur le fait que l'absence de syndrome de manque leur permet de gérer leur consommation. L'important est d'assurer les moyens pour avoir sa drogue de choix et éviter la répression.

> *« Je n'ai aucun problème de santé avec l'usage du crack à part la dépendance. Ça coûte cher et parfois on n'a pas les moyens de l'acheter, ce qui incite les gens à voler pour en acheter. D'autres ont par contre une capacité de maitrise et peuvent attendre jusqu'à ce que des opportunités se présentent pour l'acheter. Je ne suis pas conditionnée par un timing pour la consommation du crack, je m'adapte en fonction de mes moyens. Je ne suis pas très dépendante, parfois je suis en manque mais je me maitrise parce que sinon tu peux aller faire n'importe quoi ».* Soukeye, 43 ans

> *« Quand j'ai de l'argent, quand je fais des courses, je prévois que je vais me prendre un ou deux grammes, alors je vais dire que je suis dépendante vu que je prévois de l'argent pour l'acheter. Je ne vais pas te mentir. (...) Mais je n'ai pas d'autres problèmes ».* Atia, 31 ans

3. Vivre avec et pour les drogues :
   A ce stade, la recherche du produit prime sur les activités quotidiennes de la personne UD. Les femmes qui sont à ce degré d'engagement sont souvent en perte de liens (stigmatisation par la famille et le quartier, divorce, perte de la garde de l'enfant) de telle sorte que les cercles de sociabilité se rétrécissent et les enferment dans des milieux marginaux marqués par la drogue où elles vont avoir des comportements à risque (prostitution, délinquance...). C'est la phase de *junkie*[40] ou *droguée*.

---

[40] Le terme *junkie* apparu dans les années 1920 est dérivé des *junkmen* de la ville de New York. Il désigne des toxicomanes, plus particulièrement des

« J'ai commencé à changer, j'étais dans une autre vie. Je cherchais tout le temps de l'argent pour le mettre dans la drogue. Finalement, j'ai eu beaucoup de problèmes ». Coura, 34 ans

« Auparavant je vivais difficilement avec ma famille et j'étais consciente de cette difficulté. Je n'allais ni aux baptêmes, ni aux funérailles, ni aux autres cérémonies. Je vivais ma vie avec la drogue uniquement ». Nini, 29 ans

4. Amorcer un processus de sortie de l'addiction :
A ce stade, les femmes ont demandé de l'aide pour la prise en charge de leur addiction. La plupart sont inscrites dans un processus de sortie de la consommation. Elles ont expérimenté plusieurs stratégies de sevrage, dont la substitution. Commencer à s'en sortir n'exclut pas les re-consommations. Les femmes vont faire face à des difficultés ou saisir des opportunités pour s'en sortir. Ce stade recouvre plusieurs possibilités telles que la tentative de sortie avec sevrage volontaire, ou la tentative de sortie avec substitution ou psychothérapie, mais avec des épisodes de consommation ou avec l'usage d'autres drogues malgré la prise du traitement méthadone.

« J'ai laissé l'héroïne mais je fume encore de la cocaïne. (...) Lorsque j'ai commencé à prendre la méthadone, je me cachais parfois pour fumer un peu de l'héroïne, mais après je l'ai dévoilé à celle-là qui est à la pharmacie et elle m'a recommandé de le dire au Docteur. Ce dernier m'a demandé si j'étais en manque ou bien. J'ai dit oui, c'est après qu'il a augmenté ma dose de méthadone. Mais par la suite aussi je continuais ça, et finalement je me suis dit que si je continue comme ça, je risque d'allier la méthadone et l'héroïne et ça va bouleverser mon traitement. Ainsi je me suis encore confiée au docteur qui m'a encore augmenté la dose. C'est à partir de ce moment que j'ai complètement arrêté l'héroïne ». Dior, 51 ans

---

héroïnomanes. Il renvoie à une image de l'usager de drogues au physique dégradé, éventuellement associée à la déchéance et la délinquance (Radcliffe et Stevens, 2008).

Ces différents niveaux d'engagement reflètent la complexité des trajectoires. Dans leurs parcours, les femmes ne suivent pas toujours de manière linéaire la progression entre niveaux d'engagement. Dès la prise initiale, les étapes peuvent s'enchainer et évoluer vers la phase ultime de l'addiction, mais aussi parfois contourner des niveaux. Certaines femmes UD peuvent maitriser leur consommation, d'autres peuvent évoluer vers un usage problématique, certaines alternent des périodes d'abstinence et de consommation, d'autres remplacent leur consommation d'héroïne ou de cocaïne par celle d'autres drogues comme le cannabis.

Les motivations à consommer suivant le continuum des trajectoires

Les motivations à consommer les drogues varient tout au long des trajectoires. Si l'influence des pairs ou du partenaire est déterminante pour déclencher les premières consommations de drogues, d'autres raisons vont motiver le maintien dans l'usage. Nous avons identifié les motivations qui font qu'une consommation est poursuivie après les prises initiales, qui semblent relever de sept principes.

1. La curiosité comme motivation de départ :
   La curiosité est une condition qui motive la première prise de drogues. Certaines femmes déclarent qu'elles ont voulu imiter des amis qui consomment, ce qui les a poussées à expérimenter la cocaïne ou l'héroïne. La plupart du temps, les femmes racontent qu'elles ont essayé pour la première fois dans des situations sociales (exemple : pendant une fête) avec des amis et des connaissances. La curiosité apparait parfois comme un prétexte pour s'initier à l'usage de drogues, et peut motiver à essayer d'autres produits pour découvrir de nouvelles sensations.

   > *« J'ai connu des amis musiciens, à cause d'eux j'ai connu la drogue, je les fréquentais toujours avec ma copine. Mais par ma curiosité..., et je les voyais un peu bizarres lorsqu'ils utilisaient cette drogue, donc ils m'ont proposé un jour de me faire découvrir cette chose, c'est comme ça qu'ils m'ont intégrée dans la consommation de la cocaïne ».* Amy, 38 ans

2. Le plaisir :
   Les sensations agréables que procurent les drogues (notamment l'excitation et la détente) motivent à poursuivre l'usage. Toutefois, cette dimension du plaisir est très peu citée dans la reconstitution des trajectoires, contrairement à l'incitation d'un tiers. Les récits des femmes les plus engagées dans les drogues avancent qu'à partir du moment où on goûte à un produit, on entre dans un cercle vicieux qui conduit à des situations de vulnérabilité. Quelques femmes avancent cependant qu'elles ont continué à consommer par plaisir.

   « J'ai commencé à utiliser la cocaïne en le sniffant. Je ne voyais ça que dans les films, j'ai commencé à faire des choses que je n'avais jamais imaginées et je ressentais des sensations nouvelles, agréables, je me disais 'Mais ce n'était pas possible quand même, y a tout ça dans la vie quand même'. A chaque fois que je découvrais un petit produit, je disais 'Wouah donc ça, ça existe sur cette terre !'... C'était bon au début quand même (rires). (...) Un plaisir incroyable, c'est agréable au début quand même... ». Coura, 34 ans

3. La gestion du stress :
   De nombreuses femmes ont évoqué le stress comme motivation à consommer les drogues. Vouloir oublier les problèmes de la vie, faire face aux difficultés du quotidien, est fréquemment cité. Pour ces femmes, les produits aident à supporter certaines situations, les événements traumatiques qui les plongent dans un état émotionnel désagréable.

   « Il y a des problèmes parfois qui vous submergent et qui vous poussent à consommer de la drogue. J'étais seule et sans aide après le décès de mes parents, le viol aussi, tous ces événements m'ont bousculée. (...) Bon, j'étais un peu allumée, mais je me suis sentie bien. J'étais tranquille, contente quand je l'ai sniffé. Le fait d'être soulagée, d'oublier, de penser à autre chose, voilà quoi, de ne pas être triste, de ne plus penser à des problèmes ». Soukeye, 43 ans

   « Je me sens bien quand je consomme, ça me soulage et ça m'apaise quand je suis fâchée ». Daba, 47 ans

« En fait, j'ai essayé à plusieurs reprises d'arrêter la cocaïne, parce qu'elle n'a pas un traitement comme celui de la méthadone, donc le médecin m'a recommandé de boire des médicaments qui diminuent l'envie de la cocaïne. Donc je suis restée six mois sans prendre la cocaïne, mais un jour j'ai recommencé. (...) A ce moment-là, les problèmes étaient trop pour moi, parce que quand on m'a annoncé le VIH, et aussi j'avais un copain qui devait m'épouser et les médecins m'ont dit de lui annoncer la nouvelle avant le mariage, et moi je ne voulais aucunement qu'il le sache, et donc tout ce pétrin m'a poussée à recommencer l'usage de la cocaïne. Je pensais trop à ces problèmes et j'étais obligée d'aller chercher de l'argent pour pouvoir acheter la drogue et les oublier ». Amy, 38 ans

« Souvent aussi, c'est pour oublier les soucis. Vous savez, des fois c'est la conjoncture qui est à l'origine de beaucoup de vices. Quand je prends le caba (crack), je parviens à oublier tous mes problèmes. Tout se passe comme si j'étais au paradis ». Alima, 35 ans

4. Le soulagement de symptômes :
   Certaines femmes prennent des drogues pour soulager certaines manifes-tations somatiques (douleurs intenses, insomnies, perte d'appétit). Ce type de motivation concerne particulièrement le tramadol, les médicaments psychotropes et le cannabis.

5. L'état de manque :
   Cet état survient quand l'accoutumance s'installe. Les femmes qui ont cité ce type de motivation sont celles qui se sont engagées dans une trajectoire addictive. La souffrance physique provoquée par la dépendance pousse à aller rechercher le produit pour satisfaire un besoin urgent de prise d'héroïne.

6. La sexualité :
   Quelques femmes interrogées ont déclaré qu'un effet sur la libido est une source de motivation pour elles. Pour ces femmes, la consommation de substances interfère de deux manières avec la sexualité : soit elle agit comme un aphrodisiaque, soit le plaisir qu'elle procure peut remplacer la jouissance sexuelle.

> *« Quand je consomme le chanvre j'ai envie de faire l'amour, c'est pareil aussi pour la cocaïne. Parfois je pars voir mon copain quand j'en consomme ».* Lena, 30 ans

> *« Parce qu'aussi le xeer (crack) est très cool et très bon, parce qu'il y a des hommes qui préfèrent même ne pas se marier et plutôt avoir la coke comme épouse ».* Diery, 32 ans

7. L'influence du milieu :
   Plusieurs femmes ont cité comme leur principale motivation à poursuivre la consommation l'influence du milieu où elles se trouvent. Elles soulignent qu'être dans un environnement où la drogue est accessible représente une tentation à re-consommer au fil des parcours.

> *« Non, je ne sais pas pourquoi je l'ai repris, parce qu'après j'ai eu une copine qui le prenait et je l'ai repris. Peut-être que je l'ai repris parce que je le connaissais déjà, j'en sais rien. Ou peut-être que c'était par complexe, parce qu'après tous mes amis le prenaient et ils ne se cachaient pas de moi, la plupart du temps on était ensemble. Peut-être que ça m'a incitée à faire comme eux ».* Atia, 31 ans

Ces motivations sont engagées séparément ou simultanément. Elles se transforment en expériences qui mobilisent la capacité hédonique des produits (poursuite du plaisir), leur potentiel de socialisation (inscrite dans des contextes socioculturels, convivialité) et leur capacité thérapeutique (l'apaisement des douleurs et des émotions négatives). Ces motivations des femmes à consommer tout au long des trajectoires permettent de comprendre les schémas d'engagement dans la prise de drogues.

DES TRAJECTOIRES DE VIE, D'USAGE ET DE SOINS

Nous avons recueilli diverses histoires de consommatrices de drogues, dont celles de Oumou, Aïcha, Bintou et Sokhna, qui dessinent des trajectoires relativement différentes. Ces récits de vie n'épuisent pas la diversité des trajectoires mais sont représentatifs des chemins les plus empruntés. En suivant le tracé que les femmes

UD reconstituent dans leur manière de se raconter, nous avons identifié deux types de parcours : des trajectoires fluides et des trajectoires denses.

Des trajectoires fluides

Trajectoire d'Oumou, 35 ans

Oumou est sérère, sa famille est originaire de la région de Fatick, dans le centre du pays. Elle est musulmane et appartient à la confrérie mouride. Elle a été élevée par sa tante (son homonyme et la sœur de son père) à laquelle elle a été confiée parce que cette dernière n'avait jamais eu de filles. Avec sa famille d'accueil, elle a habité dans presque toutes les régions du Sénégal (Dakar, Saint-Louis, Kaolack…). Oumou a abandonné ses études au niveau primaire car elle était maltraitée par sa tante qui lui faisait faire toutes les tâches domestiques. Puis elle entre en apprentissage dans un salon de coiffure. Elle est victime d'un viol à l'âge de 19 ans par un des fils de sa tante, la famille ne la croit pas quand elle le raconte. Révoltée, elle quitte la maison de sa tante et s'installe à Dakar dans une petite chambre de location avec sa mère qui vient de divorcer de son père. Elle décide de travailler dans un salon de coiffure pour s'en sortir. Pour oublier ses soucis, Oumou consomme du cannabis et de l'alcool de temps en temps avec ses *potes*. Son travail de coiffeuse n'étant pas très rentable, elle décide d'aller tenter sa chance à La Somone[41] en 2004-2005 sur une invitation d'une amie qui y avait ouvert un bar.

> *« C'est une copine, qui s'est mariée avec un Blanc, qui m'a invitée à venir travailler avec elle dans son bar resto. Et elle connaissait ma situation. C'est là que j'ai commencé à travailler dans les bars avant de finir dans les bistros ».*

Oumou commence alors à consommer de la cocaïne/ crack. Elle est initiée par son amie, mue par la curiosité et par une volonté ou un désir personnel de découvrir d'autres produits. Dans un cadre festif, Oumou se retrouve plongée dans une expérience qui marquera le début de sa consommation de cocaïne lors d'un

---

[41] Ville touristique de la Petite-Côte.

anniversaire, entourée d'amis, dans l'ambiance joyeuse de la soirée. « *Je ne regrette pas ce moment. Personne ne m'a forcée. Au contraire, c'était moi qui désirais découvrir ce produit* ». Même si ses amis étaient déjà familiers avec la drogue. ce n'est pas tant une pression sociale qui l'a poussée vers cette découverte, qu'une curiosité personnelle et l'adhésion à une pratique collective : « *Comme tout le monde tape, moi aussi je tape* » nous dit-elle. Cependant, malgré son goût pour la cocaïne, Oumou reste consciente des limites imposées par ses ressources financières. Le coût élevé du produit fait qu'elle privilégie souvent l'alcool et le cannabis, ces derniers étant plus accessibles au quotidien. Dans cet équilibre entre plaisir et budget, elle a appris à gérer sa consommation : « *Je fume plus les joints parce que ça coûte moins cher* », explique-t-elle. Oumou décrit ainsi son rapport aux substances comme un jeu d'anticipation et de planification financière. Lorsque je lui demande si elle se considère dépendante du crack, elle répond sans hésitation : *« Non, je peux rester une semaine ou même un mois sans en prendre ». « Parfois ce sont des amis qui me l'apportent... Mais il faut toujours prévoir quand acheter ».*

Sa stratégie consiste à s'organiser selon ses moyens financiers. Pour Oumou, chaque week-end devient une occasion potentielle où la fête peut être rehaussée par la cocaïne/crack si ses finances le permettent. Le récit de Oumou met en lumière ses choix individuels face à la vie avec les drogues mais également comment ces choix s'inscrivent dans un contexte social de convivialité.

En 2017, Oumou rencontre un Sénégalais venu d'Europe avec qui elle se met en couple. Ce dernier ne consomme que de l'alcool. Elle arrive à dissimuler son usage de drogues, seuls les amis avec qui elle a consommé le savent, les autres ne sont pas au courant, même pas son petit ami : « *S'il savait que je prenais de la drogue il me tuerait. Ça c'est sûr* ». Elle tombe enceinte de lui et donne naissance à une petite fille. A la même période, son amie qui l'avait amenée à la Somone décède. Pendant sa grossesse, elle arrête de consommer la cocaïne/crack, mais continue de prendre de l'alcool et du cannabis occasionnellement. Elle n'a pas une perception claire des conséquences de ces différents produits sur la grossesse, d'ailleurs elle a suivi toutes les consultations prénatales sans que la sage-femme se doute de son usage de drogues. Elle ne lui a jamais posé de questions allant dans ce sens. Oumou est contente d'être mère : « *Et je suis tellement contente d'avoir cet enfant. Je n'ai pas encore un autre enfant. Mais ça va avec le mec qui s'occupe bien de sa fille. A part ça j'ai eu des relations avec des Blancs* ». Par la suite, elle va confier sa fille à sa grand-mère maternelle pour pouvoir continuer son travail dans le milieu touristique.

Oumou connait les zones touristiques au Sénégal, elle a vécu à la Somone, à Saly, elle séjourne parfois en Casamance au Cap Skirring. Cette connaissance du milieu lui vaut d'être impliquée dans la première équipe de terrain mise en place pour identifier les consommateurs de la zone de Mbour avec le projet Ecodith en 2018[42]. Elle déclare avoir recommencé à consommer de la cocaïne/crack à titre festif mais elle reste préoccupée par sa santé. La pratique de rapports sexuels transactionnels occasionnels l'a conduite à utiliser les services de dépistage mobile de l'ONG ENDA Santé pour le VIH et l'hépatite B ; ces tests ont été négatifs.

Quand nous la rencontrons en 2019, son contrat en tant que médiatrice à l'hôpital de Mbour vient d'expirer. Elle travaille dans un restaurant comme serveuse et espère qu'elle sera recrutée dans l'équipe de terrain de l'Unité de prise en charge des addictions de Mbour.

Trajectoire de Aïcha, 27 ans

Aïcha est Wolof, née à Mbour, et elle y vit depuis son plus jeune âge. Parfois, elle se déplace dans les iles du Saloum pour acheter des articles à revendre. Elle est née dans une famille qu'elle dépeint comme un univers où la norme religieuse et la réputation morale pèsent lourd : « *Je suis l'exception dans ma famille, sinon tous les autres sont des saints. Je n'ai pas été éduquée par ma mère mais par sa grande sœur qui n'était pas très sympa. Les gens dans ma famille ne digèrent pas le fait que je sois comme je suis* ». Son enfance est marquée par une éducation rigide. À 10 ans, elle commence à fuguer. À 15 ans, elle quitte définitivement la maison de sa tante pour vivre seule. Pourtant, lorsque je la questionne sur les faits les plus marquants de sa vie,

---

[42] Enquete de prévalence des infections virales (VHB, VHC et VIH), de la syphilis et description des pratiques d'usage chez les consommateurs de drogues injectables dans la région de Thiès, Sénégal

elle explique que sa mère reste son repère moral, notamment dans sa motivation à arrêter son usage de drogues : « *C'est ma mère, on lui a raconté que je fume, donc je souhaiterais arrêter pour elle* ».

Aïcha consomme « *à peu près tout* », crack/cocaïne, cannabis, alcool et parfois de l'héroïne. Elle décrit sa consommation de drogues à la fois comme un refuge et comme un mode d'existence. Son usage de drogues débute à 19 ans avec des joints, mais s'intensifie par la suite par d'autres produits. Elle consomme pour la première fois des drogues injectables dans un contexte où elle avait besoin de consolation et de réconfort suite au décès de son père :

> *« J'ai découvert la cocaïne/crack il y a juste trois ans de cela, sinon auparavant je fumais le chanvre indien. J'avais un petit ami arabe, c'est lui qui m'a fait découvrir. Et le jour où mon père est décédé, à la veille de la fête de Tabaski, j'ai craqué il m'a dit de fumer, que ça allait me tranquilliser. Alors j'ai fumé et ça m'a fait du bien... ».*

Le décès de son père combiné à la rencontre avec un petit ami consommateur marque son entrée dans l'usage de drogues dures. Après cette première expérience, la cocaïne/crack est préférée pour ses effets tranquillisants : « *Je suis du genre à ne pas me laisser faire, mais quand je fume je deviens calme* ». « *J'étais cool, comme dans mon petit univers* ». Aïcha associe son usage de drogues à la régulation de ses émotions mais elle ne se considère pas comme dépendante : « *Ça dépend de moi en fait, c'est moi qui consomme (...). Je ne suis pas esclave du produit* ».

Elle revendique sa trajectoire comme un choix de vie, parfois douloureux, parfois assumé mais souvent lucide. Aïcha vit seule, elle se sent libre. « *Je vis comme je veux* » me dit-elle. Dans un contexte où l'emploi formel est difficilement accessible, elle crée sa propre économie de survie faites de petites activités : « *J'ai une boutique avec mon copain. J'ai travaillé dans un fastfood. J'ai ouvert un bar à Saly* ». Mais cette autonomie est fragile compte tenu de l'impact économique de la consommation : « *Tu peux dépenser 400 000 F la veille et demander 50 F le matin* ».

Aïcha a connu un mariage qui n'a pas duré. Elle n'a jamais voulu avoir d'enfants : « *Je ne veux pas faire souffrir les gens. Si j'ai un enfant, sa vie sera affectée* ». Elle a recours à différentes méthodes contraceptives, assume des relations affectives éphémères, parfois proches de la transaction : « *Parfois tu te lies avec des gens sans amour, pour de l'argent* ». Elle m'explique avec conviction ses choix de vie : ne pas enfanter, choisir ses partenaires, définir les règles. Elle refuse également de fréquenter les groupes de consommatrices pour se protéger des rumeurs. Mais elle bénéficie d'un réseau informel de solidarité : « *Si tu partages avec les gens, ils partagent avec toi* ». Le monde des drogues est décrit comme un espace codifié, empreint de logiques d'entraide, de méfiance mais aussi d'arnaques. D'autant plus qu'elle a fait l'expérience de la prison « par ricochet » :

> « *La première fois que j'ai fait la prison j'étais innocente parce que le crack pour lequel on nous avait interpelés ne m'appartenait pas. On était en bande d'amis dans une voiture, on s'est rendus dans une boulangerie pour acheter du pain et les limiers ont pris d'assaut la voiture pour la fouiller. J'étais avec quelqu'un, du nom de T., très réputé dans la drogue, tous les policiers le connaissaient. Dans la fouille les policiers ont trouvé du crack et personne n'a voulu se l'approprier dans la voiture, alors ils nous ont mis en garde à vue pendant 48 heures puis on nous a déférés à Thiès. (...) J'étais encore mineure, j'ai fait 15 jours en prison* ».

Plus tard, Aïcha a été approchée par les équipes de RDR à Mbour et critique le dispositif d'aide, qu'elle perçoit comme infantilisant : « *Je n'ai pas aimé la façon dont on m'a parlé au centre de méthadone* ». Le récit de Aïcha est teinté d'humour. Notre première entrevue s'achève par une question qu'elle me pose : « *T'as jamais fumé, toi ?* ». Je hoche la tête avec un sourire et elle renchérit en disant : « *Je suis une folle furieuse, ça se voit, non ?* ». Aïcha résiste à la norme sociale, mais elle en subit le poids chaque jour. Et dans cette ambivalence, elle incarne une forme de subjectivité contemporaine intensément humaine.

Les trajectoires fluides, telles que nous les définissons, sont faciles à lire. Il y a peu de phases successives décrites quant à la consommation de drogues. Ce type de trajectoire est dominé par une histoire où la consommation de la femme est en lien avec le milieu festif. Les femmes inscrites dans ce type de trajectoire peuvent s'arrêter à la première phase de l'expérimentation ou arriver à une phase de dépendance. Ces histoires concernent davantage les consommatrices de cocaïne/crack. Cependant, la plupart ne vont pas vers les soins, elles se cachent pour ne pas être identifiées comme des *droguées* et pour ne pas être stigmatisées.

Les cas d'Oumou et de Aïcha sont représentatifs de la situation des femmes qui, malgré les difficultés, sont en quête d'autonomie financière et vivent de manière indépendante. Ces femmes ont en commun une volonté de s'en sortir en mobilisant différentes stratégies économiques : prostitution, recherche d'un partenaire aisé (un Sénégalais riche, un Blanc, un Libanais... etc.), service dans les bars et restaurants du milieu touristique, ouverture de leur propre commerce ou travail dans le milieu des arts... Certaines parmi ces femmes n'ont pas un niveau d'instruction élevé, tandis que d'autres ont pu avoir le baccalauréat ou bénéficier d'une formation professionnelle grâce à leur situation familiale plus ou moins aisée. Elles décrivent leur consommation de drogues comme festive (notamment l'alcool et la cocaïne/crack). Certaines parmi ces femmes justifient qu'elles arrivent à rationaliser leur consommation, tandis que d'autres se perçoivent comme plus ou moins dépendantes. Il est important de voir à travers la trajectoire d'Oumou comment les femmes se construisent entre leurs histoires avec la drogue et leurs vies autonomes, et gèrent leur usage de drogues et leur santé.

Des trajectoires denses

Trajectoire de Bintou, 65 ans

La jeunesse et les premiers contacts avec les drogues de Bintou, née à Dakar en 1957, sont décrits dans l'introduction de cet ouvrage. Bintou se marie à l'âge de 37 ans au Sénégal avec un médecin d'origine guinéenne, qui travaille dans une grande institution onusienne. Le couple décide d'aller vivre à Conakry. Son mari lui cherche un emploi qu'elle peut exercer avec son baccalauréat. Après un stage pédagogique, Bintou commence à enseigner dans une école élémentaire privée ouverte par un ami de son époux. Plus tard, la gestion de cette école lui sera confiée. Elle prend la résolution de ne plus toucher aux drogues. Elle réussit à le faire jusqu'en 1997, année du décès de ses parents.

Elle décrit la manière dont son retour au Sénégal et le deuil l'ont reconnectée avec le monde des drogues :

> *« Là j'ai recommencé à fumer mais toute seule, parce que dès que je suis revenue, tac, tu sais la drogue c'est comme ça quoi. Parce que quand j'étais en Guinée, j'habitais un quartier où on n'imaginait pas voir des vendeurs de drogues quoi. Mais une fois revenue à Dakar, je connaissais tous les repères, donc psychologiquement ça a fait tac. J'avais des sous et donc je n'avais pas de problèmes pour acheter de la drogue quoi. Donc tous les trois ans que je suis restée au Sénégal, je fumais. (...) Après le décès de mon père je suis retournée en Guinée, j'ai rencontré un Sénégalais que je connaissais à Dakar qui m'a montré le milieu où on vendait de la drogue et bonjour ».*

Le mari de Bintou ne sait pas qu'elle prend de l'héroïne et de la cocaïne car il est souvent en déplacement et pour elle c'est facile de dissimuler son usage. Bintou est pratiquement seule dans un quartier résidentiel avec deux chiens. Mais sa solitude ne se limite pas à l'espace conjugal. À Conakry, elle subit une autre forme de marginalisation : celle d'être étrangère, deuxième épouse et sénégalaise : sa belle-famille ne l'intègre pas, et sa coépouse manifeste une hostilité ouverte et même la poursuit au tribunal pour l'expulser de chez elle. Bintou se retrouve isolée, sans famille proche, dans une ville où elle peine à créer des liens.

A cela s'ajoute le fait que Bintou a des difficultés à procréer. Ayant subi trois avortements avant sa grossesse, elle doit être mise sous surveillance à l'hôpital pendant deux mois jusqu'à la naissance de son garçon. Bintou était heureuse de connaitre enfin les joies de la maternité. Le jour du baptême de son fils, ne viennent que les ressortissants sénégalais et les collègues de son mari, aucun membre de sa belle-famille n'est présent car elle a quitté la maison familiale suite aux bagarres avec sa coépouse. Bintou se sent exclue et humiliée par l'absence des parents de son mari lors de cet évènement important. Trois ans après, elle perd son garçon d'une méningite aigüe. Bintou raconte cette séquence avec beaucoup d'amertume, les larmes aux yeux.

Le vécu et le cumul de ses situations ont enfermé Bintou dans une solitude et une souffrance. C'est dans ce contexte qu'elle rencontre à Conakry un homme qu'elle avait connu à Dakar, qui lui fait découvrir le milieu des usagers d'héroïne et de cocaïne de cette ville. A partir de là, elle sort parfois s'approvisionner pour une semaine :

> *« De l'héroïne, de la cocaïne et de tout. Je revenais chez moi, j'avais une grande télé, ma vie c'était la télé, quand je corrigeais mes devoirs j'étais là sur ma table, j'avais ma cocaïne ici, mon héroïne à côté, je faisais le devoir des élèves et je fumais. Donc c'était tout le temps comme ça, mais je le cachais quand même. Seulement mon mari il n'avait pas l'habitude de fouiller mes affaires, il savait dès le début que je n'aimais pas qu'on touche à mes affaires. J'avais tout mon matériel de fume, la pipe et autre dans mon armoire ».*

Bintou consommait en l'absence de son mari au fil des années jusqu'à ce qu'elle décide de lui en parler car elle estimait qu'elle avait besoin d'aide et elle pensait qu'étant médecin, il pouvait l'aider à s'en sortir. Avec le recul, elle considèrera qu'elle n'aurait pas dû se dévoiler.

> *« Un jour je lui en ai parlé. Il n'a pas déconné, il n'a pas crié sur moi, seulement ça l'a étonné. Il a commencé à se méfier de moi parce qu'il s'est dit que comment je peux être à Conakry et découvrir le milieu de la drogue. Et en Guinée, les gens se méfient trop de la drogue, même quand tu bois de l'alcool ou quand tu fumes de l'herbe seulement, pour eux, être drogué c'est être un voyou, un criminel, dans leur état d'esprit c'est comme ça. »*

Mais Bintou avait espoir que son époux pouvait être une exception compte tenu de son niveau d'étude. Son époux prend deux semaines de congé pour rester avec elle afin qu'elle arrête de consommer, et la surveille. Il n'avait pas compris ou ne savait pas que Bintou avait besoin d'une prise en charge spécifique.

> *« Je n'avais aucun médicament, j'essayais d'arrêter quoi. Je l'ai fait une semaine (...) J'étais trop malade, la nuit je ne dormais pas. Lui il était là, il savait que j'étais malade mais il ne voulait pas aller chez un médecin ».*

Une semaine plus tard, face au manque de réaction du mari, Bintou décide d'aller chez le dealer en prétextant une promenade. Pour la première fois, elle fume son produit chez le dealer. À son retour, son mari comprend qu'elle a consommé car elle est plus détendue et dort tranquillement la nuit suivante, et les problèmes commencent dans le couple, qui ne survivra pas à cette réalité. Bintou décide alors de rentrer à Dakar pour prendre une pause, mais elle ne repartira pas en Guinée et obtiendra le divorce. Bintou estime que les circonstances l'ont conduite à vivre avec les drogues, même si sa rencontre avec les produits a précédé son mariage et son installation à Conakry.

> « *Tant que j'avais mon fils, je ne voulais pas consommer de la drogue. Donc le fait d'être seule, d'avoir perdu mon enfant, il y a eu donc beaucoup de choses qui ont contribué à ça quoi* ».

En 2005, deux ans après son divorce, Bintou choisit de se remarier. Elle décrit son second mari comme « un ami », on peut deviner toute l'affection qu'elle lui portait à l'intonation de sa voix. Celui-ci est un Sénégalais, un copain de longue date. Ce second mariage est basé sur un choix raisonné :

> « *Lui, c'est un mariage qui n'avait pas d'amour mais c'est un mec qui m'aimait beaucoup trop, vraiment. Je me suis dit autant me marier avec quelqu'un qui m'aime plutôt qu'avec quelqu'un que j'aime. Il faisait tout pour moi, gentil, mes caprices, tout ce que je voulais, je ne l'aimais pas quand même, mais je ne lui ai jamais fait savoir que je ne l'aimais pas, mais lui il le savait* ».

Bintou précise que son mari était un consommateur d'héroïne par voie injectable. Il avait vécu en France pendant une longue période et il a décidé d'arrêter lorsqu'il est rentré au Sénégal sans l'aide de personne ni de médicaments. Selon elle, c'est quelqu'un qui la comprenait parce qu'ils partageaient une expérience commune. Bintou explique qu'il arrivait des jours où elle était dans la galère parce qu'elle ne disposait pas d'argent pour se payer sa drogue, et c'était lui qui s'en chargeait. Pour Bintou, ce mariage a vraiment fonctionné, mais son mari décède trois ans plus tard des suites d'un accident vasculaire cérébral. Bintou en souffre « *plus que (de) mon divorce, ça m'a beaucoup fait mal, parce qu'en fait c'était un ami à moi, moi je ne le prenais pas comme mon mari, mais on était complices, il me comprenait, il pouvait même donner sa vie pour moi, il ne m'a jamais fait mal...* ».

Pour le veuvage, la famille de son défunt mari demande à Bintou d'observer la coutume et les règles de la religion musulmane avec une période de réclusion chez elle pendant quarante jours, elle ne doit pas sortir sauf pour aller au travail. Cette prescription est accompagnée de règles culturelles strictes… La première semaine, Bintou s'efforce de ne pas sortir de la maison, puis se concerte avec une ses amies consommatrice à qui elle remet de l'argent tous les jours pour qu'elle lui achète sa dose journalière et l'apporte à son domicile contre paiement de sa dose. Au bout de huit jours, Bintou n'a plus assez d'argent pour payer à la fois ses produits et ceux de son amie. Elle décide donc d'aller s'approvisionner elle-même en prétextant d'aller voir son médecin à l'hôpital. Les conflits avec la belle-famille s'intensifient.

Par la suite, Bintou continue à consommer de l'héroïne et de la cocaïne, elle n'arrive plus à s'en passer jusqu'à sa rencontre avec l'équipe UDSEN. Elle fera partie des premiers patients inclus dans le programme méthadone au CEPIAD. Lors de notre dernière entrevue en 2020, Bintou déclare qu'elle commence à retrouver une meilleure santé et une vie plus stable grâce au dispositif du CEPIAD. Dès les premiers contacts avec les équipes de RDR en 2011, elle découvre qu'elle est atteinte de plusieurs pathologies en plus de son problème d'addiction : diabète, hypertension et VHC. Lorsque je l'interroge sur la manière dont elle perçoit les relations entre ses différents problèmes, elle évoque un épuisement psychique et le poids de l'accumulation de traitements médicamenteux.

Bintou décrit aussi des stratégies du quotidien pour y faire face, utilisant des savoirs pratiques pour avoir une routine de traitement stable, une expertise du soin par l'expérience. Au-delà, le récit de Bintou illustre les articulations entre trajectoire migratoire, expérience féminine et consommation de drogues. Son usage de drogues est relié à des événements biographiques marquants : mariages, deuils, ruptures, exclusions. Son récit témoigne de l'importance du contexte social dans la reprise ou l'arrêt de la consommation. L'environnement affectif, l'entourage familial, la disponibilité des produits et les possibilités de reconnaissance sociale jouent un rôle déterminant dans les usages.

Trajectoire de Sokhna, 51 ans

Sokhna a 51 ans, elle est d'origine Alpulaar et musulmane. Elle est née à Dakar et a grandi au Point E, un des quartiers résidentiels de la capitale. Ils sont quatre enfants, elle devient l'ainée de sa famille à la mort de son grand frère. Sa mère travaille comme secrétaire de direction et son père est ingénieur des travaux publics. « *Je n'ai jamais manqué de rien, on (...) mangeait à table, une bonne éducation. J'étais la seule à être rebelle. (...) Seule moi j'inquiétais la famille* » nous dit-elle.

Sokhna abandonne les études en classe de Brevet de fin d'études moyennes (BFEM). Elle inscrit son échec scolaire dans le fait que ses parents ont divorcé quand elle avait douze ans. Contrainte d'aller en vacances à Thiès chez ses grands-parents, elle subit les attouchements de son oncle. Cet acte la bouleverse à tel point que ses études en sont perturbées et Sokhna fugue plusieurs fois de chez elle. A 16 ans, elle quitte le domicile familial et elle est recueillie par une femme plus âgée qui la présente à des hommes qui couchent avec elle. Dans ce contexte difficile, Sokhna commence à fumer du cannabis. A ses vingt ans, elle rencontre un militaire français en mission au Sénégal qui devient son petit ami, et par la suite elle s'installe avec lui.

Sokhna connaissait déjà l'alcool et le cannabis, elle les prenait quand elle sortait en boite de nuit avec ses amis, puis en 1986 vient le jour où elle découvre l'héroïne. « *J'ai été une des premières victimes de cette drogue car elle n'existait pas à cette époque au Sénégal. Seuls les vacanciers qui revenaient de l'Europe connaissaient ça* ». La jeune femme est initiée à la drogue par un ami dealer, elle évoque ici le récit de son initiation :

> *« Un jour mon ami B. m'a dit 'Boy cette came là que tu vois, ce n'est pas donné à n'importe qui, c'est les VIP[43] qui s'en servent, les stars et autres personnalités. C'est sans odeur, il suffit juste de la sniffer et le coup est joué'. Et alors, il a fait une ligne sur un miroir et fait une paille avec un billet de banque et m'a fait une démonstration et tout de suite j'ai fait pareil et c'était la descente aux enfers. J'ai vomi toute la journée, je transpirais, piquais du nez, je n'y comprenais rien du tout Et ce jour-là je ne pouvais pas rentrer à la maison vu mon état, j'ai donc dormi chez lui et le matin on a refait la même chose ».*

Dès lors, Sokhna continue à consommer l'héroïne, puis goûte à la cocaïne/crack. Pour échapper au syndrome de manque, elle

---

[43] *Very Important Person* : Personnalité notable, influente ou prestigieuse.

s'accroche à la drogue sans être consciente des conséquences, et elle tombe dans l'addiction :

> « *Et c'est comme ça que j'ai passé... dans un tunnel où je ne connaissais pas la sortie. Je bavais, j'ai eu beaucoup de difficultés à savoir que c'était le manque. J'avais tout le temps la came à ma portée jusqu'au jour où je suis restée seule, le dealer était en rupture de stock. J'ai souffert le martyre. Il fallait attendre qu'il aille en Gambie pour un aller-retour. Je n'avais jamais eu aussi mal. Vomissements, diarrhées, bouffées de chaleur, c'était insupportable. Le lendemain, le grand arrive vers 18h30, il a fallu que je prenne ma dose au lit. 10 minutes plus tard, j'étais en pleine forme. Je venais de comprendre que j'avais goûté une chose que je ne comprenais pas. Et voilà le début de la galère totale* ».

Devenue UD régulière, Sokhna expérimente d'autres modes de consommation que le sniff et essaie l'injection. Elle n'arrive pas à se piquer seule sans se provoquer des abcès, et le fait avec d'autres UD qui partagent parfois les seringues, car à l'époque il était difficile de se les procurer en pharmacie sans ordonnance. Sokhna a perdu tout contact avec sa famille. « *Je vivais que pour la drogue, pas de nouvelles de ma famille. Ils m'ont laissé tomber car je ne voulais pas changer* ». En 1992, Sokhna part vivre en France avec son petit ami (qui ne consommait que du cannabis) pendant cinq ans, elle continue son usage d'héroïne et de cocaïne. Mais arrive un moment où la relation de couple se détériore à cause de multiples problèmes, elle est abandonnée par son partenaire et obligée de rentrer au Sénégal. A Dakar, elle se retrouve dans une précarité totale, sans aide, sans ressource, elle entre dans la prostitution pour financer sa dépendance et subvenir à ses besoins. Cette situation l'use et l'expose à la prison :

> « *Il fallait me voir, je changeais de jour en jour, j'étais devenue méconnaissable. Je n'avais plus d'appétit, je ne me lavais plus, tous les jours la même chose entre les boites de nuits et la journée je piquais du nez. Je ne dormais pas assez et cela a duré plusieurs années* ».

Puis un jour, pendant qu'elle faisait le trottoir sur l'avenue Bourguiba, la police la rafle et la conduit au poste de police pour la première fois. Le lendemain de sa garde à vue, n'ayant pas eu sa dose, elle fait une crise de nerfs et sa mère contactée par la police vient la voir :

> *« Je n'oublierai jamais ce jour-là, et elle a dit au policier que je m'adonne à la drogue dure et qu'elle a tout fait pour que je m'en sorte. Elle leur a dit aussi que je lui avais tout pris, les bijoux en or, argent et tout, donc elle voudrait que l'on me mette en prison peut-être je pourrais m'en sortir. Donc je fus déférée au parquet puis la prison pour femmes. Je suis restée malade á l'infirmerie durant une semaine et après je m'en suis sortie avec deux mois. C'était très dur car je ne connaissais pas la prison. J'ai eu le temps de bien réfléchir et prendre des décisions comme quoi á ma sortie j'allais arrêter. Chose que je n'ai pas faite. Le jour de ma sortie, ma mère est venue me chercher et de retour á la maison, j'avais honte devant tout le monde. Je suis restée dix jours sans problèmes jusqu'au jour ou maman m'a remis 20 000 francs CFA pour aller payer le courant. En cours de route, j'ai rencontré une amie M. et c'était fini, je suis retournée dans le milieu. Et bonjour les dégâts. J'étais devenue sans peur, sans honte, sans vergogne ».*

A la fin des années 1990, Sokhna tombe amoureuse d'un Sénégalais, le seul qu'elle ait aimé, me dit–elle. De cette rencontre éphémère, elle tombe enceinte de manière inattendue et donne naissance à un garçon en 2000. Lors de l'accouchement, elle découvre qu'elle est porteuse du VIH :

> *« Je n'avais toujours pas arrêté la came. J'ai dû accoucher par césarienne. Le professeur qui m'a opérée s'était coupé le doigt, donc deux jours après la naissance de mon fils, elle est venue me voir dans ma chambre et m'a demandé gentiment si elle pouvait me faire un test pour le VIH, ce que j'ai accepté sans problème. Deux jours plus tard, je la vois venir avec les résultats, je tremblais comme une feuille car je savais que j'avais des rapports non protégés et des shoots à risque. Je m'attendais un peu à ce qu'elle m'annonce une mauvaise nouvelle. Je ne m'étais pas trompée, j'avais le VIH 1, elle me l'a annoncé avec beaucoup de tact et m'a rassurée que ce n'était pas grave, que je pouvais être sûre que cela pouvait rester entre nous. J'étais très déprimée, je*

pensais à mon fils. Je me sentais coupable et si lui aussi était atteint, c'était horrible. Donc, il fallait aussi des tests au bébé. J'étais malheureuse, et là je commençais à regretter tout ce que je faisais, je pleurais tout le temps, et quand on m'a dit qu'il n'avait rien mais que je ne devais pas lui donner le sein, j'étais rassurée. Heureusement que ma mère avait compris, elle pouvait lui acheter le lait qu'on lui faisait dans un biberon ».

Après la naissance de son enfant et la découverte de son statut, Sokhna arrête de consommer la drogue pendant deux ans. Elle a très peur du VIH, mais à un moment elle abandonne le traitement antiviral qu'elle avait commencé à suivre au CTA. Sa mère tente de l'hospitaliser en psychiatrie à l'hôpital Fann plusieurs fois, pour l'aider à s'en sortir. Mais deux ans plus tard, Sokhna a encore repris de la drogue et quitté la maison familiale. Elle décide de laisser son enfant à ses parents, sa mère étant remariée. Cependant, Sokhna déclare aimer son enfant, d'ailleurs elle va le voir de temps en temps en cachette :

« Il avait deux ans juste après le sevrage car il y avait maman et papa qui s'occupaient de lui. Je quitte mon fief de Médina tôt le matin après être sortie toute la soirée à la recherche de ma dose pour aller me pointer à côté de chez mes parents pour apercevoir mon enfant de très loin prendre le bus de l'école. Je le regardais avec amour et les larmes aux yeux, je pleurais à chaudes larmes car je ne pouvais pas le toucher, le sentir dans mes bras, le câliner, voir son sourire qu'il faisait à son grand parent... et les signes d'au revoir quand il rentrait dans le bus me réconfortaient. Je retournais sur mes pas sans rentrer dans ma maison qui me manquait, car j'étais devenue une loque humaine ».

Sokhna raconte la manière dont tout au long de sa trajectoire, elle a été stigmatisée par sa famille et son entourage. Seule sa mère la soutient, ce qui est très important pour elle. Ses frères et sœurs ne lui adressent plus la parole, elle est exclue des cérémonies familiales. Elle-même ne souhaite pas prendre part à ces fêtes car elle a honte de son apparence et de sa situation. Elle est stigmatisée, mais également elle s'auto-stigmatise en se mettant à l'écart du mieux qu'elle peut pour ne pas déranger ni être dérangée dans sa pratique. Sokhna est consciente qu'elle fait partie d'une société qui a des attentes en termes de conduite de la femme, mais elle explique que lorsqu'on est sous l'emprise de la drogue on perd la capacité à composer avec les codes sociaux. On cherche à vivre avec des personnes qui nous ressemblent et qui font la même chose que nous.

C'est pourquoi elle contracte un premier mariage, qu'elle qualifiera d'échec, avec un dealer qui a vécu en Allemagne durant 15 ans et qui a été rapatrié. Elle accepte le mariage parce qu'il lui permet d'avoir la drogue plus facilement. Elle s'empresse d'en parler à sa mère en occultant le fait que c'est un dealer, « *mais comme elle l'a si bien dit, elle préfère me voir stable que de mener une vie désordonnée. Et évidemment elle ne savait pas qu'il s'agissait d'un dealer. Je lui mentais à chaque fois* ». Sokhna n'eut pas droit à un mariage faste comme on en observe dans la société sénégalaise, il n'y avait ni griots, ni tambours pour chanter ses louanges. Le mariage religieux est scellé avec quelques membres de leurs familles.

Elle vit cinq ans avec son mari jusqu'au moment où il est arrêté pour détention de drogues et incarcéré pour une peine d'un an et huit mois. Pendant ce temps, Sokhna reste vivre chez son mari et sa mère l'aide encore une fois en lui rendant visite et en lui apportant des denrées alimentaires. « *Mes frères et sœurs lui en voulaient, ils disaient que c'est elle qui entretenait mon ménage. Et pourtant, la pauvre, elle voulait simplement que je reste tranquille. Moi, je continuais à mentir, me droguer* ». En l'absence de son compagnon, Sokhna a eu le temps de faire une introspection, et encore une fois, elle prend la décision de se sevrer définitivement. A la sortie de prison de son partenaire, elle lui fait part de sa volonté de se retirer à Ndindy[44], où une communauté thérapeutique a été mise en place par un marabout mouride. Elle avait entendu que les UD s'y réfugient pour se guérir. Elle est motivée par le fait que son fils grandit, il a désormais six ans, et elle veut vraiment s'en sortir. En même temps, elle souhaite divorcer. Sokhna fait part de son projet à sa mère qui la soutient en lui offrant un million de FCFA. Au village de Ndindy, le marabout lui offre une parcelle de terre ; avec l'argent de sa mère, elle y installe une case, un poulailler et un petit potager. Elle y a apporté des médicaments anti-douleurs

---

[44] Ndindy est un village de la région de Diourbel, situé à 162 km (par la route) à l'Est de Dakar.

sur les conseils des UD de son milieu, pour faire face au syndrome de manque :

> « *En partant j'ai acheté deux boites de Trabar*[45] *qu'un de mes ex usagers m'avait conseillé. Les premiers jours ont été très durs, mais comme l'envie d'arrêter était plus forte que tout, j'ai tenu. Maman m'appelait tous les jours pour me réconforter et me donnait de l'argent de poche. C'était une nouvelle vie pour moi (...). Il fallait que je fasse comme tout le monde, j'allais puiser de l'eau bassine sur la tête, je préparais le repas pour les Baye Fall*[46]*, faisais le café... enfin, tout ce qu'il fallait pour être là-bas. Durant sept mois je suis restée sans toucher à la came jusqu'au jour où un dealer est venu pour un Magal*[47] *avec de l'héroïne, et à sa vue j'ai eu des maux de ventre terribles, je baillais comme si j'étais en manque et j'ai dû en acheter avec lui et j'ai replongé* ».

Là encore, la relation avec un usager venu à Ndindy pour les mêmes raisons que Sokhna va avoir un impact en ce qui concerne la rechute dans la drogue. Sokhna va entretenir une relation amoureuse avec le monsieur et par la suite ils décident de se marier. Dans le même temps, vers 2011, on commence à parler de l'enquête UDSEN et du projet de rendre disponible le traitement par méthadone. Sokhna vit désormais dans l'espoir d'accéder à ce traitement, elle part à Dakar pour les besoins de l'enquête et retourne à Ndindy :

> « *T, lui aussi avait replongé car les dealers venaient de plus en plus là-bas et il commençait à changer de comportement. Il devenait nerveux et violent, se fâchait pour un oui ou pour un non. Moi, je le supportais car je comprenais à quoi c'était dû. Je lui parlais du projet, il ne voulait pas en entendre parler, car il me disait qu'il connaissait la méthadone et l'a prise en France et que jamais il (ne) prendra ce produit. Donc, on ne s'entendait plus. Toujours des problèmes. Je ne le reconnaissais plus. J'étais très déçue. Je n'avais personne à qui parler. J'avais honte de moi. Il connaissait mon statut sérologique. Nous avons discuté de ça et il ne voulait pas*

---

[45] Médicament anti-douleur

[46] Terme utilisé pour nommer les disciples du marabout

[47] Pèlerinage religieux de la confrérie mouride au Sénégal

entendre parler des préservatifs. Je l'ai compris et j'ai tout fait pour qu'il aille avec moi se faire dépister. A la sortie des résultats, ma surprise fut très grande. Monsieur n'était pas positif avec toutes les années de vie commune sans préservatif. C'est alors que je lui ai demandé de divorcer car je ne pouvais pas avoir un tel acte de ma part ».

En 2015, à l'ouverture du CEPIAD, Sokhna est incluse dans le « programme méthadone » qu'elle perçoit comme un traitement miracle. Elle est maintenant rentrée à Dakar. Deux ans après, son deuxième mari consent à la répudier. En 2018, après deux ans de traitement, elle commence à se stabiliser. Elle pense qu'elle a perdu du temps avec la drogue et gâché les plus belles années de sa vie. Maintenant qu'elle se ressaisit, elle pense à son enfant qui est devenu adolescent et qui se pose des questions sur elle. Elle pense également à sa mère qui vieillit et qui n'a plus la force de l'aider. Elle se promet d'aller de l'avant. Au CEPIAD, elle fait partie des membres de l'équipe de terrain, enfin elle a un salaire, son apparence change, elle commence à revivre en société, elle part même à Abidjan pour suivre une formation sur la RDR avec les autres membres de l'équipe de terrain. Elle se sent valorisée et elle a de l'espoir :

« Aujourd'hui, je gagne ma vie honnêtement et j'ai intégré la société la tête haute car ce n'était pas évident. La plupart de mes amis sont morts, si je me mettais à les compter je n'y arriverais jamais tellement ils sont nombreux. J'en ai assisté au moins 17 qui sont décédés devant moi. J'étais à l'hôpital avec eux car il leur fallait des accompagnants. Je les ai vu souffrir et une chose est sûre : s'il y avait le CEPIAD beaucoup seraient (encore) là parmi nous. (...) Avec le Cepiad, j'ai pu obtenir un voyage en Côte-d'Ivoire pour une semaine dans le cadre des renforcements des capacités et la mise en place d'un groupe d'auto-support. Cela m'a permis de changer d'air et d'avoir confiance en moi. Ce voyage m'a fait beaucoup de bien. J'ai compris que rien n'était perdu ».

En 2019, Sokhna continue à se battre pour s'en sortir. Elle ne consomme plus d'héroïne. Elle prend de l'alcool et de la cocaïne de temps en temps. Elle continue sa lutte pour retrouver sa place dans la société mais le regard des autres est encore lourd à porter.

Elle se sent encore stigmatisée par sa famille et par certains soignants au CEPIAD :

> *« Tout le monde a remarqué mon changement. Le seul problème est que je continue la coke de temps en temps. Je me sens des fois stigmatisée au niveau du centre par des membres médicaux. (...) Ma mère est devenue vieille après la mort de son mari. C'est comme si elle ne voulait plus de sa vie. Je la regarde avec amertume, je me sens coupable. Et ça, ce sont mes frères qui m'ont rendue comme ça car pour eux, c'est de ma faute si maman est devenue comme ça. (...) Je ne leur en veux pas, je comprends et c'est pourquoi je me bats pour ne plus recommencer les mêmes conneries ».*

Sokhna dit maintenant qu'elle a le temps de prier, de penser à Dieu. Elle a rencontré un autre homme qui n'est pas usager de drogues, elle s'est remariée en 2019, en même temps elle essaie d'être présente pour son enfant :

> *« En ce moment je me cherche. Cinquante ans révolus, je suis même en ménopause, je deviens assez raisonnable. Je prends conscience de tout ce qui s'est passé et j'essaie de me rattraper en le (son fils) couvrant d'amour et je fais tout pour lui faire plaisir ».*

Nous avons eu plusieurs entretiens avec Sokhna quand elle venait prendre son traitement par méthadone au Cepiad. Elle se définit comme « *la première graine* »[48] du quartier Grand Dakar dans l'enquête UDSEN pour dire qu'elle a été témoin du processus de mise en place du CEPIAD. Sokhna est également membre de l'équipe de terrain du CEPIAD. A notre première entrevue en 2017, elle était divorcée. A notre deuxième entrevue en 2018, Sokhna me montre des photos d'elle quand elle était jeune, me parle de sa beauté et de la manière dont elle a changé à cause de la drogue. Sur les photos, elle est magnifique. Cela fait presque trois ans qu'elle est sous méthadone, elle a beaucoup de projets et l'espoir de s'en sortir. Elle pense aux difficultés de la vie sous drogues, à son enfant, à sa maladie, à sa maman qui

---

[48] Dans une enquête par *échantillonnage en boule de neige contrôlé* comme l'était le projet UDSEN, une *graine* est une personne de la population cible qui a été identifiée par l'équipe et qui a pour rôle d'identifier d'autres personnes susceptibles d'entrer dans l'étude.

avait essayé plusieurs solutions pour la sortir de la drogue (marabouts et séjours en psychiatrie) et se considère comme une rescapée de la vie. Quand nous le retrouvons en 2019, elle est remariée.

Le cas de Sokhna montre qu'une jeune fille peut naitre dans un milieu social aisé et basculer dans la drogue. Toutes les conditions étaient réunies pour qu'elle puisse s'épanouir mais des événements ont entravé ces avantages.

Le cas de Sokhna est surtout représentatif de la situation de toutes ces femmes qui ont vécu des formes d'addiction de couple. Parmi ces récits de vie, on note l'influence des hommes (ami, petit ami, partenaire sexuel) qui peut s'arrêter à l'initiation pour certaines, alors que pour d'autres c'est la relation avec des partenaires usagers de drogues qui « pollue » toute la trajectoire. La plupart de ces femmes ont divorcé au moment où nous les avons rencontrées pour la première fois.

Dans la catégorie des trajectoires denses, l'histoire racontée est marquée par des ruptures (décès, séparation des parents, viols, confiage, divorce, maladie, mobilité, ruptures amoureuses, mariages forcés prostitution, délinquance, prison). Plusieurs ruptures et de nombreuses transitions marquent une trajectoire dynamique. Les trajectoires de ces femmes, qui ont des origines sociales variées, se construisent de manière similaire à travers un ensemble d'évènements singuliers qui rythment ou infléchissent leur histoire avec les drogues.

Dans une trajectoire « complète », les femmes vont commencer par expérimenter des produits, avancer vers un usage problématique, s'installer dans une addiction puis recourir à un traitement, devenir « ex-UD ». Ces étapes ne sont pas toujours linéaires : certaines trajectoires peuvent revenir en arrière ou tourner en boucle en jonglant entre des phases de consommation et de sevrage. Ces femmes ont connu des périodes plus ou moins longues de sevrage suivies de période de rechute et ont expérimenté différents modèles de prise en charge : des hospitalisations en psychiatrie, des prières auprès des marabouts, des voyages pour fuir le milieu des usagers de drogues, avant l'arrivée du CEPIAD.

Dans le cas de Sokhna, nous pouvons observer le vécu de plusieurs usagères livrées à elles-mêmes, stigmatisées, sans accès à un traitement adéquat, lorsque la seule réponse disponible pour les UD était la prison, avant l'ouverture du CEPIAD. Le cas de Sokhna, comme beaucoup d'autres de ses camarades, montre aussi que dès lors qu'il existe une possibilité de traitement, il est possible de s'en sortir même après trente ans de consommation de drogues. Enfin, les cas de Bintou et Sokhna montrent comment la consommation de drogues infléchit les rôles sociaux d'épouse et de mère. Chez la plupart des femmes dépendantes, même si le mariage est important, le choix est généralement dirigé vers des hommes de leur milieu. La plupart des femmes UD actives n'ont pas de projet reproductif. Mais quand il leur arrive d'être enceintes, elles essaient de négocier ce rôle et de s'y investir ; certaines, ne s'en sentant pas capables, abandonnent ce rôle aux grand-mères.

CONCLUSION. DES TRAJECTOIRES SOCIALES ET MORALES

Ce chapitre montre qu'il existe différentes modalités d'initiation à la consommation de drogues chez les femmes UD, qui peuvent être regroupées en quatre catégories : l'initiation par les pairs, l'initiation à l'insu, l'initiation par le partenaire, l'initiation par les prescriptions médicamenteuses. Le début de la consommation de substances et la poursuite de trajectoires d'UD impliquent diverses motivations qui diffèrent d'une femme à une autre. Généralement les femmes évoquent le stress, l'état de manque, le soulagement des douleurs, le plaisir, etc. comme ayant entrainé la poursuite de la consommation.

En confrontant nos données avec les travaux antérieurs de Ndione (2017), on peut avancer que l'initiation à l'insu, par le partenaire et par la maladie (les prescriptions médicamenteuses) sont des modèles d'entrée dans les drogues spécifiques aux femmes. L'initiation à l'insu est souvent faite par un ami UD ou un dealer motivé par le profit éventuel (drogue ou argent) qu'il peut obtenir en l'inscrivant dans une trajectoire addictive. Cela consiste à *miner la personne* en lui donnant des joints de chanvre saupoudrés d'héroïne, dont le goût n'est pas détectable à la consommation (Ndione, 2017).

Cependant les expériences de Bintou, Diary et Fily révèlent que la consommation de drogues chez les femmes ne peut être réduite au résultat d'une manipulation masculine. Les femmes n'ont pas toujours une posture de victimes passives manipulées par des hommes. Les notions de choix, de désir, de loyauté ou de recherche d'appartenance s'expriment à travers des formes d'agencéité parfois discrètes, parfois transgressives. Décider de rester dans un cercle de pairs usagers, s'approprier les codes de consommation : autant de gestes qui, bien que situés dans des contextes de grande précarité, manifestent une tentative de reprendre la main sur leur trajectoire de vie. D'autres recherches établissent également le rôle du partenaire amoureux dans les parcours initiatiques, ce qui à notre connaissance n'est pas rapporté pour les hommes. Au Kenya, les femmes parlent fréquemment de leur partenaire amoureux pour raconter l'initiation et la progression dans l'usage de drogues suivant leurs trajectoires (Mburu, Limmer et Holland, 2019).

Selon la littérature internationale, l'étendue de la pharmacodépendance aux médicaments opioïdes dépend du taux de prescription des médecins, des modèles de consommation des femmes et de leur expérience personnelle. Les profils sociaux et les récits d'entrée des jeunes femmes prises en charge au CEPIAD montrent que l'addiction aux opiacés peut concerner « n'importe qui » dans la population générale. Ce type d'entrée par les prescriptions médicamenteuses n'a pas été documenté auprès d'hommes par Ndione (2017). La consommation débute par une prescription légale d'un anti-douleur puis évolue vers une addiction (l'épidémie est dite *iatrogène*), et certains consommateurs s'approvisionnent sur le marché informel. Une épidémie de consommation d'opioïdes est attestée au Nord (avec 70 à 100 000 morts annuelles d'overdose par oxycodone, fentanyl, carfentanyl aux Etats-Unis), et menaçante en Afrique de l'ouest avec l'usage non médical du tramadol (ONUDC, 2018) documenté notamment au Niger, au Mali et au Togo (Tisseron, 2017 ; ARTE, 2019). Nos résultats suggèrent d'approfondir dans les recherches futures la question de l'entrée dans l'addiction par les prescriptions médicales et l'interface entre secteurs licite et illicite de la vente des opioïdes, en particulier pour le tramadol en Afrique de l'Ouest.

Les histoires de vies que nous avons recueillies montrent que les femmes s'engagent dans l'usage de drogues sous l'influence d'une combinaison de facteurs, plutôt que d'une motivation ou d'une causalité linéaire. C'est pourquoi nous avons privilégié la notion de *trajectoire* pour rendre compte des biographies des femmes qu'elles-mêmes ont construites au travers de ruptures et de transitions. Dans les récits de vie que nous avons recueillis, c'est la discontinuité qui domine. Oumou n'est pas arrivée à la phase d'addiction et même les femmes les plus engagées dans les drogues comme Sokhna ont vécu des périodes de rupture.

De plus en plus, certaines femmes UD revendiquent plus d'autonomie et de liberté quant à leurs choix de vie, en phase avec les changements provoqués par la modernité. Cependant, malgré une émancipation progressive des femmes, elles sont fortement stigmatisées dans une société qui conçoit la femme comme le socle de la famille et de la communauté. Elles n'échappent pas à l'idéologie patriarcale qui envahit l'imaginaire des femmes sénégalaises et qui leur fixe des règles de bonne conduite telles que le *sutura* (discrétion) et le *kersa* (retenue), des valeurs traditionnelles fondamentales de la société wolof (voire sénégalaise). Ces deux concepts se rejoignent et renvoient à la valorisation de la retenue et de la maitrise de soi en toute chose (actes et conduites, paroles et expression des émotions) (Ly, 2015). Ces valeurs traditionnelles associées à un conservatisme réactionnaire véhiculé par des experts religieux confinent les femmes dans le silence et la discrétion et rendent invisibles certaines pratiques (comme l'usage de drogues) lorsqu'elles sont le fait des femmes. C'est pourquoi dans cette société où la valeur de la femme est reconnue à travers le mariage et son rôle de mère, où le féminin hors la loi est fortement rejeté, de nombreuses femmes préfèrent être discrètes pour ne pas subir le poids du regard social.

Dans la manière dont Oumou et Sokhna se racontent, leur culpabilité par rapport à leurs parents et à leurs enfants est très explicite, alors qu'on a l'impression qu'elles se sentent peu coupables par rapport à leur conjoint. Les femmes UD en tant que mères ne se sentent pas à la hauteur de leur rôle. Elles se perçoivent comme ayant un comportement irresponsable qui justifie qu'elles soient exclues des rôles et identités socialement acceptables. Ce poids moral est une particularité de genre. Le fait de se cacher et de se sentir coupable est à la base d'une auto-stigmatisation très forte, visible dans la manière dont Sokhna parle d'elle-même. Cependant, on remarque la solidarité entre UD dans le récit de Sokhna quand elle s'installe dans la communauté de Ndindy, ou quand elle assiste et soutient des usagers qu'elle connait. Mais cette sociabilité n'est pas suffisante pour constituer une famille de remplacement.

Les récits montrent qu'au-delà de la consommation de produits et des soins, les trajectoires sont aussi morales et sociales. Après la culpabilité et le fait de dissimuler sa socialisation dans le milieu des UD à sa famille, on remarque que l'entrée dans le dispositif du CEPIAD offre un début de retour de l'estime de soi, une resocialisation en plein jour, et la réapparition d'une conscience morale, premières étapes d'une forme de rédemption.

CHAPITRE 3
PROFILS SOCIAUX D'USAGERES ET VULNERABILITES

La littérature en santé publique tend à montrer que la sous-représentation des femmes parmi les UD recensés et pris en charge reflète la répartition genrée des consommateurs de drogues injectables. Mais il est aussi possible que les femmes aient moins accès que les hommes aux services de traitement des addictions et des problèmes de santé liés aux drogues, comme cela a été montré ailleurs (Seddon, 2008 ; Neff, 2018). Cette accessibilité pourrait être liée aux profils socio-démographiques des femmes, incluant leur rapport aux drogues, qui ont jusqu'à présent été assez peu décrits. En effet, les femmes UD sont décrites généralement d'une manière assez univoque qui les associe à la marginalité sociale, la pratique du travail sexuel, et l'extrême précarité, même lorsqu'elles sont en couple. En Europe, les figures de femmes consommatrices de drogues sont associées à ces espaces sociaux à la marge : chanteuses, actrices, filles de boites de nuit, mères déviantes, prostituées... (Coppel, 2004). Par ailleurs, une partie de la littérature se focalise sur la figure de la mère consommatrice de drogue, mettant l'accent sur les conséquences de l'usage de drogues sur la procréation et sur les enfants (Simmat-Durand, 2002 ; 2007 ; 2009 ; Simmat-Durand et al., 2011). Au Sénégal, les rares travaux disponibles assimilent les femmes UD à la figure de la prostituée (Werner, 2000 ; Leprêtre et al., 2015 ; Ndione, 2017). Nos données empiriques rapportées dans les vignettes et trajectoires des femmes présentées dans le chapitre 2 montrent que cette image bipolarisée et stéréotypée des femmes UD (la mère ou la prostituée), recouvre et cache des profils socio-démographiques divers, avec des rapports diversifiés au dispositif de soins.

L'objectif de ce chapitre 3 est de décrire et analyser les profils des femmes UD à partir de leurs positions sociales. Nous nous appuyons sur le concept d'intersectionnalité (Duros, 2014 ; Davis, 2015 ; Janssen, 2017), qui permet d'aborder la conjonction et l'imbrication entre les inégalités de statuts dont les femmes peuvent être socialement victimes en tant que femmes, professionnelles du sexe et usagères de drogues.

QUATRE PROFILS DE FEMMES USAGERES

A partir des données de terrain, quatre profils de femmes émergent dans divers contextes sociaux : des jeunes femmes du monde de la nuit et du divertissement ; des jeunes femmes rencontrées dans les quartiers populaires et associations de TS ; des femmes moins jeunes connues dans le milieu des UD comme « *les anciennes junkies* » ; des femmes d'âges divers moins visibles dans ces milieux sociaux et vivant leur dépendance aux médicaments dans l'isolement. Cette catégorisation est émique[49], c'est-à-dire qu'elle n'a pas été imposée par la chercheuse à partir d'idées préconçues, mais elle fait sens pour ces personnes. La classification obtenue est polythétique, c'est-à-dire que (1) les catégories ne sont pas définies sur un critère unique, (2) elles ne reposent pas sur des caractéristiques des femmes totalement différentes les unes des autres ni mutuellement exclusives et (3) une personne classée dans une catégorie n'en possède pas toutes les caractéristiques. Les principaux traits permettant le classement, à savoir les pratiques de consommation des femmes et le milieu dans lequel elles consomment et se socialisent, ne sont donc pas répartis de manière tranchée (Martiniello et Simon, 2005). Cependant les catégories identifiées semblent regrouper des populations assez homogènes, qui correspondent à des groupes sociaux d'interconnaissance pour les trois premières catégories, et qui ont chacun des recours en matière d'aide et de prévention qui les distinguent. Cette catégorisation n'est cependant pas figée car quelques femmes sont passées d'un profil à un autre au cours de leur trajectoire.

---

[49] L'approche émique en anthropologie s'intéresse à la manière dont les individus pensent, perçoivent la réalité, la catégorisent, élaborent des normes de comportement, donnent du sens aux choses et formulent leurs propres explications du monde (Olivier de Sardan, 1998).

Des jeunes femmes du monde de la nuit et du divertissement

La plupart des femmes rencontrées dans ce milieu sont consommatrices de cocaïne/crack et d'alcool. Dans cet environnement, la drogue est fumée à l'aide d'une pipe ou sniffée. Ces jeunes femmes sont assez autonomes et pratiquent parfois le sexe transactionnel. Parmi ces femmes, certaines travaillent comme serveuses dans les bars et restaurants ou sont masseuses dans des instituts de bien-être. D'âges compris entre 25 et 35 ans, ces femmes se présentent sous une apparence qui n'a pas été altérée par la consommation de drogues, et qui montre plus ou moins selon les cas leur aisance financière, ou plus exactement leur capacité à investir dans des vêtements, du maquillage et des accessoires à la mode, et dans des smartphones actualisés. Elles ont souvent des partenaires étrangers ou d'origine étrangère (Européens, Libanais, etc.). Pour ces femmes, le milieu festif et/ou touristique comme on le trouve à Saly est propice à la consommation de substances psychoactives, souvent associée à la convivialité.

Une partie des femmes rencontrées ont découvert et consommé la drogue en travaillant dans des bars et restaurants, et/ou dans le monde de la nuit (notamment dans les boites de nuit). En dehors d'une fréquentation assidue de ces milieux conviviaux marqués par beaucoup d'interactions et de transactions financières et sexuelles, elles présentent les fêtes privées entre pairs comme prétextes à la consommation d'alcool et de cocaïne, décrite comme une pratique de fête. Les femmes qui consomment dans ces contextes affirment que cela leur permet de s'évader et d'oublier la réalité, mais aussi de créer des liens sociaux. Les premières discussions avec ces femmes ont été engagées dans les bars autour d'une bière offerte. Le milieu festif est vu comme un contexte propice pour se laisser aller sans être jugée, pour partager de l'alcool et de la drogue avec les pairs, pour décompresser et oublier des problèmes sociaux. De nombreuses femmes ont été initiées en fréquentant ce milieu. Certaines femmes y font le premier pas vers une trajectoire addictive, mais ce n'est pas toujours le cas, car d'autres femmes vont consommer dans ces milieux uniquement à titre récréatif. Cet usage occasionnel permet d'avoir une certaine maitrise sur sa consommation mais ne soustrait pas les usagères aux risques que représentent le VIH et les surdoses, car la fête peut donner lieu à des excès et à des comportements à risque.

Vignette biographique de Atia, 31 ans

Atia est une jeune femme d'origine malienne, née à Dakar. Son père travaillait dans les relations publiques, ce qui a conduit sa famille à s'installer au Sénégal, puis en France, puis elle rentre définitivement à Dakar. Elle connait également beaucoup de villes d'Afrique. Ses parents sont décédés très tôt.

Elle consomme la cocaïne pour la première fois en France, incitée par son petit ami. Elle n'aime pas l'effet que ça lui fait. Elle en consomme de nouveau quatre ou cinq ans après, quand elle fait la rencontre d'une amie libanaise qui en prend. C'est à partir de là qu'elle commence à en consommer régulièrement avec ses amis à Dakar. Elle n'arrête pas de pleurer en racontant son histoire. Elle nous dit qu'elle veut rester cachée, elle ne veut pas que sa pratique soit connue. Nous avons pris beaucoup de temps à la rassurer en lui expliquant que les données étaient confidentielles et anonymisées.

> *Atia a fait des études et un début de carrière professionnelle. « Après mon bac, j'ai fait de la maintenance informatique, après ça, j'ai laissé ça pour faire du mannequinat. Après le mannequinat j'ai fait la télé, après la télé je me suis intéressée au cinéma. Je suis partie faire des études en cinématographie, après quand j'ai eu mon diplôme, j'ai fait aussi la radio ».*

Atia n'a jamais vécu dans la pauvreté. Elle est assez autonome et entreprenante. Souvent en couple avec des consommateurs de drogues, « *des gens qui faisaient la même chose que moi et il n'y a jamais eu de problèmes* », elle est aujourd'hui mariée à un Français non UD, qui la soutient financièrement.

Lorsque je la rencontre, elle vient de s'installer à Mbour, où elle me reçoit dans son appartement. Elle a tenté de ne plus consommer à maintes reprises. Elle raconte qu'elle a vécu un viol quand elle était plus jeune et considère qu'elle n'est pas épanouie sexuellement à cause de ce qui lui est arrivé. Elle consomme parfois pour oublier cet évènement douloureux. Atia n'a pas d'enfant mais elle a fait deux fausses couches, alors qu'elle consommait de la cocaïne sans savoir qu'elle était enceinte.

Atia se perçoit comme dépendante de la cocaïne et exprime le besoin d'être aidée pour sortir de l'addiction, mais n'évoque pas un besoin de soutien psycho-social. Elle a une fois pris un rendez-vous pour sa consommation dans une clinique, mais arrivée dans la salle d'attente, elle s'est ravisée et elle est repartie. Elle est drépanocytaire, elle a fait un test de dépistage VIH, mais elle n'a jamais eu accès au dépistage des hépatites. Elle ne veut pas aller dans un centre de soins spécialisé parce qu'elle a peur d'être jugée.

Vignette biographique de Gnilane, 34 ans

Gnilane est née à Mbour. Elle arrête ses études en classe de terminale parce que son papa a des problèmes financiers et ne peut continuer à payer. Par la suite, elle fait une formation en couture et stylisme. Gnilane a une fille avec un Belge qui était son mari. Ensuite ils ont fini par divorcer. Elle a été en couple à plusieurs reprises avec des Blancs qui avaient de l'argent et qui lui ont offert « *la belle vie* » selon ses propos.

Gnilane consomme de la cocaïne, du crack et de l'alcool par sniff et fume, elle ne s'est jamais injectée. Elle a découvert tous ces produits en fréquentant les milieux festifs de Saly. Au début, elle consommait avec un groupe d'amis, puis elle s'est mise à le faire seule.

Elle a essayé de se sevrer une fois en allant voir un médecin à l'hôpital de Mbour qui lui a prescrit des médicaments dont elle n'a pas retenu le nom. Elle a pris ce traitement pendant un mois puis elle a arrêté de consommer la cocaïne/crack et elle est restée sobre pendant six ans. Mais après ce délai, elle s'est retrouvée à la même table que quelqu'un qui en vendait et elle n'a pas su se retenir. Au moment de l'entretien, elle déclare n'avoir pas consommé de cocaïne/crack depuis deux mois et dit qu'elle tente de s'en sortir par volonté individuelle pour son enfant et ses parents. Par contre, elle estime avoir besoin d'aide pour arrêter de consommer de l'alcool.

Gnilane considére qu'elle est en bonne santé, elle fait un test dépistage VIH auprès d'une équipe de passage à Saly et le résultat est négatif. Elle déclare qu'elle a un problème d'addiction à l'alcool davantage qu'à la cocaïne.

Des femmes rencontrées dans les quartiers populaires et les associations de TS

Les femmes interrogées sont pour la plupart consommatrices de cocaïne/crack et plus ou moins d'héroïne, cannabis et alcool. Certaines de ces femmes sont TS (professionnelles ou clandestines) engagées dans des associations identitaires[50]. Ces jeunes femmes ont accès à des conseils de prévention à travers leur groupe au travers de collaborations avec les ONG qui interviennent auprès de populations clés. Certaines sont inscrites au fichier sanitaire national des professionnelles du sexe, détiennent un carnet de santé qui atteste de leur reconnaissance officielle, et bénéficient de consultations gynécologiques dans les structures dédiées pour la prise en charge de ces populations[51]. D'autres sont des jeunes femmes usagères impliquées dans la circulation des produits, qui ont souvent grandi dans le circuit du deal. Elles jouent un rôle de relais entre les dealers et les consommateurs de drogues dans le milieu. Ces jeunes femmes vivent dans des quartiers populaires de Dakar (Médina, Grand Dakar, Fass, Baobab, Ouakam, Parcelles Assainies). Quelques-unes sont en famille ou en couple ; la plupart d'entre elles vivent seules et louent une chambre dans ces quartiers.

Les pratiques sociales du travail sexuel des femmes qui exercent dans la clandestinité sont multiformes. Certaines pratiquent le multi-partenariat : elles sont en relation avec plusieurs hommes en même temps dans le but de pouvoir s'assurer des biens ou de l'argent. D'autres exercent de la prostitution « à la passe » ; parmi elles, certaines sortent le soir dans les bars à la recherche de clients et une partie d'entre elles se limitent à des clients habituels assidus, souvent contactés par téléphone portable. Selon ces femmes, l'utilisation du téléphone portable et des réseaux sociaux comme WhatsApp permet de ne plus faire de racolage et d'éviter de se faire prendre par la

---

[50] Collectifs qui rassemblent uniquement des usagers de drogues qui revendiquent une identité liée à leurs pratiques.

[51] Le travail sexuel est toléré par la législation sénégalaise, dans le cadre d'un dispositif juridique et sanitaire présenté plus loin, qui implique pour les femmes la détention d'un carnet sanitaire. Ce carnet indique la date des visites médicales de routine et des examens périodiques, ainsi que leurs résultats. Le respect des visites de routine y est enregistré et le carnet doit être porté par les TS afin d'éviter les sanctions en cas d'arrestation policière.

police. La majorité de ces femmes ont été interpellées au moins une fois pour défaut de carnet sanitaire, ce qui a motivé quelques-unes à se déclarer pour légaliser leur situation.

La plupart de ces femmes déclarent avoir découvert les drogues par la prostitution. Ces femmes ne pratiquent pas la prostitution uniquement pour soutenir leur dépendance : elles avaient déjà opté pour cette activité pour assurer leurs besoins primaires (se nourrir, se vêtir, se loger). Par ailleurs, certaines ont découvert les drogues auprès de clients usagers, d'autres auprès de leurs camarades TS, pour rehausser des performances sexuelles ou pour oublier le train-train d'un quotidien hors normes. Certaines de ces femmes ont parfois des problèmes d'accès au logement, elles déménagent sans cesse parce qu'elles n'arrivent parfois pas à payer le loyer à la fin du mois ou parce qu'elles cachent leur statut de TS quand la suspicion gagne l'entourage. Quant aux femmes qui sont des *petites dealeuses*, elles relatent également des circonstances de prostitution clandestine. Elles sont généralement en couple avec des dealers de cannabis ou des usagers de drogues ou d'alcool. Au moment où nous les avons rencontrées, certaines parmi elles tenaient des petits commerces alimentaires ou de produits domestiques pour pouvoir s'en sortir, mais également pour éloigner tout soupçon par rapport à leur activité de rabatteuses. Ces femmes portent sur leur corps des cicatrices de violences vécues à travers leur histoire avec la drogue ou la prostitution.

Vignette biographique de Lika, 32 ans

Lika est née et a grandi à la Médina, un quartier où la circulation et la consommation de drogues sont connues. Elle découvre la cocaïne à 18 ans chez elle avec un dealer de son entourage familial. Dans sa famille, ils sont trois à entrer dans la consommation de drogues. Elle a exercé la prostitution clandestine avant de se marier.

Elle contracte un premier mariage. Son mari était consommateur d'alcool et il la battait quand il était ivre. Elle porte encore sur son corps les cicatrices de cette violence. « *Il y a même un jour où il m'a coupée avec une lame, c'est cette cicatrice-là, donc c'est par la suite qu'on a divorcé avant qu'il ne se passe quelque chose de grave* ». Peu de temps après son divorce, elle se remarie. En 2017, l'un de ses frères meurt à cause de sa consommation d'héroïne.

Au moment de l'entretien, Lika est mariée et a trois enfants. Elle consomme de la cocaïne /crack et du cannabis. Lika n'a pas de travail. Au début de son entrée dans l'usage, elle volait de l'argent à ses parents pour acheter sa consommation. Aujourd'hui elle sert de relais entre les dealers et certains UD qui ne veulent pas être vus dans le milieu, en allant acheter pour eux les produits chez les dealers. Le dealer lui donne une commission sur le montant de l'achat et le client lui offre une part du produit. De ce fait, elle arrive à avoir sa consommation et un peu d'argent pour subsister.

Vignette biographique de Diery, 32 ans

Diery est une jeune femme de 32 ans, elle est née et a grandi à la Médina. Elle fait son entrée dans la drogue par la consommation d'alcool et de cannabis, ensuite elle utilise la cocaïne en la fumant. Les drogues (héroïne, cocaïne, cannabis) se vendaient dans la maison familiale de la Médina. Elle sert de relais entre les dealers et les consommateurs. Cela lui permet d'avoir de l'argent et le produit de son choix :

> *« Notre moyen d'avoir de l'argent c'est que quand un consommateur veut acheter une dose de drogue, on lui règle la marchandise, non seulement le dealer nous donne de l'argent, mais aussi le consommateur nous offre une petite quantité de son produit. En fait il y a une dose de cinq mille et celle de dix mille, si on assure au dealer trois doses de cinq mille, il peut nous récompenser cinq cent francs sur chaque dose de cinq mille, et pour celles de dix mille il peut nous en donner mille francs sur chaque dose. Pour l'acheteur, au lieu de te donner une part de son produit, il peut aussi te donner de l'argent ».*

Son père est un ancien consommateur d'héroïne qui suit le traitement par méthadone au CEPIAD. Pour cette raison, ils sont mis à l'écart et exclus du groupe familial :

> *« Ma Badieune (tante paternelle) m'a dit que si elle pouvait changer les choses, on ne serait pas de la même famille que vous. Vous êtes des vendeurs de drogues, vous n'avez pas de quoi manger ni de quoi boire. Parfois tu passes et tu entends qu'on t'appelle 'thiaga bi' (la*

> *prostituée). J'ai une cousine qui s'appelle D., c'est ma copine, mais on entend toute sorte d'insultes, 'Ce sont des thiaga, elles fument'. Moi je fume et je ne le nie pas, mais nous ne nous prostituons pas, jamais de la vie »,* nous dit-elle pour expliquer la stigmatisation dans son entourage familial.

Diery est mère de trois enfants. Son mari est vendeur de cannabis. Une fois, Diery est arrêtée par la police pour possession de drogues. Le jour du jugement, elle bénéficie d'empathie de la part du juge parce qu'elle est en train d'allaiter. Elle est libérée alors que ses camarades avec qui elle a été prise sont condamnés à deux mois de prison. Au moment de l'entretien, son mari purge une peine de prison pour vente de drogues. Diery est une consommatrice active de cannabis et de cocaïne/crack et elle a aussi expérimenté les *roches*[52] et les *pions*[53].

Des femmes connues dans le milieu comme « anciennes junkies »

La majorité de ces femmes[54] ont connu plusieurs tentatives de sevrage et sont actuellement sous méthadone au CEPIAD. Ces femmes ont consommé l'héroïne, la cocaïne/crack et/ou le cannabis pendant plusieurs années. Plusieurs d'entre elles pratiquent une poly-consommation, la plupart ayant expérimenté une multiplicité de substances au cours de leur trajectoire avec à la fois cannabis, alcool, cocaïne et héroïne. Plusieurs d'entre elles ont pratiqué la prostitution à un moment de leur trajectoire pour pouvoir financer leur consommation de drogues.

Très peu de femmes rencontrées ont consommé de l'héroïne par injection, mais c'est dans ce groupe que l'on retrouve celles qui l'ont pratiquée au moins une fois dans leur vie. Certaines déclarent être passées d'un mode de consommation à un autre dans le but de

---

[52] Le terme *roches* désigne des benzodiazépines (tranquillisants) vendues par la firme pharmaceutique Roche (nom abrégé de Hoffman-Laroche), qui a commercialisé dès le début des années 1960 le Librium (chlorodiazépoxide), le Valium (diazépam), puis le Rohypnol (flunitrazépam) et le Rivotril (clonazépam).

[53] Médicaments psychotropes (antidépresseurs, neuroleptiques...)

[54] Le terme *junkie* est utilisé pour les hommes et pour les femmes.

découvrir d'autres sensations, de comparer les différents effets pour ensuite pouvoir déterminer leur mode d'usage préféré. La plupart des femmes qui se sont injectées relient le choix de ce mode de consommation à une période où il y avait une pénurie de *came* à Dakar. L'héroïne circule habituellement à Dakar sous forme de poudre, mais il arrive que le produit se présente sous forme de pâte quand il est rare ; dans ce cas, les usagers préfèrent se l'injecter pour ne rien perdre. Le passage à l'injection est aussi déterminé par des conditions socio-économiques défavorables (disponibilité et distribution des produits, manque d'argent). Les femmes qui ont eu une fois recours à l'injection se sont généralement fait aider par un homme. Depuis l'avènement des activités de RDR, le mode d'administration par injection avec partage du matériel est identifié comme une pratique à risque de transmission du VIH et du VHC par la plupart des personnes interrogées. D'ailleurs, plus de la moitié de ces femmes ont contracté une pathologie infectieuse (VIH, hépatites, TB) au cours de leur trajectoire.

La plupart de ces femmes ont vécu des formes d'addiction de couple caractérisées par une dépendance affective et économique. Elles sont peu autonomes, surtout par rapport à la prise en charge de leurs enfants. Certaines de ces femmes établissent un lien entre la consommation de drogues et la mobilité. Quelques femmes ont commencé à utiliser les drogues injectables dans les pays étrangers, notamment dans des pays européens comme l'Italie, l'Espagne ou la France, et en ont été expulsées à cause de leur addiction. D'autres déclarent avoir, une fois revenues au Sénégal, établi les liens avec des personnes basées en Europe qui les ont poussées à consommer. Lors de nos premières entrevues en 2017, ces femmes avaient un aspect physique dégradé qui s'est amélioré avec l'accès au programme de RDR au CEPIAD.

Vignette biographique Tabara, 53 ans

Tabara est née à Saint Louis, elle est la cadette d'une famille de quatre enfants. Elle abandonne l'école en classe de quatrième en 1984, et vient s'installer à la Médina chez sa tante pour apprendre la couture. Tabara n'est pas issue d'un milieu défavorisé : « *Je suis née d'une famille intellectuelle et c'est pour ça que j'ai dû quitter là-bas quand j'ai commencé à fumer parce que je ne me sentais pas à l'aise du tout* ».

Tabara est entrée dans l'usage de drogues dans les années 1985. Elle considère avoir tout perdu à cause des drogues, y compris l'estime de sa famille.

> *« La drogue m'a pris ma beauté et mon argent (...) Ah j'étais belle dé et ma famille m'en veut beaucoup à cause de ça surtout. (...) En plus, il y a l'argent (moment de silence) je consomme le crack, le cannabis et de l'alcool...et la façon dont on t'humilie au niveau de la famille. Elle te délaisse complétement, personne ne t'aide, personne ne se soucie de toi, même les étrangers deviennent plus empathiques que tes proches. ».*

Elle fait la connaissance d'un copain, pharmacien de profession et consommateur d'héroïne et de cocaïne, avec qui elle s'installe. Il l'initie à la consommation en lui faisant goûter aux deux produits, Tabara préfère la cocaïne et continue à la consommer avec de l'alcool (whisky, gin, bière). Sa consommation est financée par son ami. « *Il avait trois femmes, avec le recul je me dis que j'étais juste son jouet, il m'a incitée à prendre de la drogue pour avoir de la compagnie, quelqu'un avec qui le faire quoi* ». Après dix ans de vie commune sans mariage, Tabara décide de quitter son copain.

Tabara a vécu une fausse-couche qu'elle n'impute pas à la consommation de drogues mais au fait qu'elle allait danser en boite de nuit sans savoir qu'elle était enceinte. Après cela, elle retourne à Saint-Louis et y reste pendant deux ans. Elle rencontre un Tchadien avec qui elle a eu un enfant, puis revient à Dakar en confiant sa fille à sa mère. Tabara déclare n'avoir pas travaillé comme TS, elle s'arrangeait pour mettre la main sur un homme qui pouvait subvenir à ses besoins.

Tabara utilise la clinique mobile de ENDA Santé pour les consultations gynécologiques, elle participe également au projet CODISEN[55] qui lui a permis d'avoir accès au dépistage du VIH

[55] Cohorte de Consommateurs de Drogues Injectables au Sénégal, projet de recherche étudiant la faisabilité et l'acceptabilité d'une prise en charge intégrée des addictions et des co-morbidités à Dakar. Ce projet de recherche assurait le suivi des consommateurs de drogues injectables et prenait en charge leurs examens cliniques et leurs traitements liés à l'addiction entre 2016 et 2020.

et des hépatites (négatifs). Son problème de santé principal est l'hypertension artérielle.

Vignette biographique de Coura, 34 ans

Coura a perdu très tôt ses parents. Elle est confiée à sa tante, chez qui elle effectue toutes les corvées de la maison et elle est victime de maltraitance. Ses études ne se passent pas bien et elle fugue pour s'installer en Mauritanie. Là, elle prend goût à aller en boite tous les soirs et commence à consommer le cannabis et l'alcool. Puis elle part en Italie où elle découvre la cocaïne et apprécie la découverte de nouvelles sensations. Ensuite, elle vit en Espagne, où elle rencontre un Sénégalais. Elle dit de ce dernier :

> *« C'est véritablement lui qui m'a appris les choses. C'est avec lui que j'ai pour la première fois consommé le crack avec la pipe, après il m'a fait découvrir l'héroïne et j'ai commencé à changer, j'étais dans une autre vie. Je cherchais tout le temps de l'argent pour le mettre dans la drogue ».*

Puis Coura a un copain espagnol UD, avec lequel sa consommation augmente. Puis elle rencontre un autre Espagnol avec qui elle se marie et ils ont deux enfants. Ce mariage lui permet de diminuer sa consommation et de commencer une recherche de soins. Elle s'inscrit dans un centre de prise en charge et prend de la méthadone pendant 18 mois. Peu de temps après, elle est expulsée d'Espagne et se retrouve au Sénégal avec une grossesse de six mois et sans soutien. Elle pratique la prostitution dans les bars pour pouvoir subvenir à ses besoins. Le père de son enfant lui envoie 50 000 francs CFA tous les mois pour la location de sa chambre.

Lors de notre rencontre, Coura n'a pas d'information précise sur le CEPIAD et ignore que la méthadone est disponible à Dakar. Après notre entretien, elle émet le souhait d'y être prise en charge. Coura exprime des besoins d'accès aux analyses biologiques (VIH et hépatites), à des examens de dépistage des cancers du poumon et du col de l'utérus. Elle pense également que les femmes usagères de drogues devraient être soutenues pour l'accès au logement et pour mener des activités génératrices de revenus.

Des femmes isolées dépendantes aux médicaments

Ces femmes sont consommatrices de médicaments psychotropes communément appelés *pions* ou *roches*, en association aux drogues injectables (héroïne et cocaïne/crack), ou consommatrices d'antalgiques (tramadol). Elles sont très peu nombreuses dans le milieu des UD et au CEPIAD. Certaines femmes déclarent les avoir consommés pour mieux dormir, retrouver l'appétit ou assurer la *descente* après une prise de cocaïne/crack ou en substitution aux drogues injectables. Les femmes qui en consomment se les procurent le plus souvent sur le marché informel dans les sites de Tiléne et Colobane. La consommation du tramadol fait suite à une prescription médicale pour des douleurs localisées ou généralisées liées à la drépanocytose et à une scoliose pour celles que nous avons rencontrées. Ces femmes ne viennent pas de catégories sociales marginalisées, et leur souffrance est surtout psychologique, liée au fait qu'en voulant traiter une pathologie elles sont tombées dans une autre maladie qu'est l'addiction. Leurs trajectoires sont moins marquées par la délinquance et la prostitution. D'ailleurs, elles se décrivent comme « des consommatrices pas comme les autres » et sans relation avec elles :

> *« Moi je ne connais pas les femmes qui utilisent de la drogue. C'est ici que j'ai vu pour la première fois une femme qui consomme de la drogue dure. Je ne pensais même pas que ça existe, je croyais que ça n'existe que dans les films ».* Penda, 24 ans

Bien qu'elles aient recours au CEPIAD, elles craignent d'être associées à cette figure. Elles vivent pour la plupart en famille et sont soutenues dans la prise en charge de leur addiction.

Vignette biographique de Penda, 24 ans

Penda est née à Dakar et elle habite aux Parcelles Assainies. Au moment où nous l'avons rencontrée, elle avait les mains abimées à cause des injections de tramadol. Lors de notre première entrevue en 2017, Penda est célibataire. Ses parents étant divorcés, elle vit avec son père, ses jeunes frères et sœurs, elle est l'ainée de la famille. A cause de sa maladie, la drépanocytose, elle a eu des difficultés au plan scolaire et finit par abandonner l'école.

Sa drépanocytose a été diagnostiquée en 2004 et du tramadol lui est alors prescrit pour soulager ses crises de douleurs insupportables. L'apaisement que lui donne le médicament la pousse à abuser de la prescription. Elle se procure le tramadol en pharmacie, qu'elle s'injecte ensuite. Penda développe une addiction au tramadol, mais aussi à l'injection.

> *« L'ordonnance qu'on m'avait donnée à l'hôpital, je l'avais toujours gardée dans mon sac. (...) mais à un moment ces pharmaciens ne me demandaient plus une ordonnance parce qu'ils me reconnaissaient, je venais acheter et après je repartais ».*

Début 2016, son père la fait interner à la clinique psychiatrique de Fann parce qu'elle délire. Elle y séjourne 20 jours pour arrêter de s'injecter le tramadol. Deux mois après sa sortie, elle recommence à s'injecter le tramadol à cause de ses douleurs. Une infection s'en suit, elle doit être hospitalisée au service des maladies infectieuses pour une septicémie. Fin 2016, le traitement par méthadone lui est proposé en dernier recours. A notre seconde entrevue en 2018, Penda apprécie positivement la prise en charge au CEPIAD. Elle ne prend plus de tramadol, un autre antalgique lui a été prescrit pour ses crises. Elle s'est mariée et projette de travailler dans la restauration.

Vignette biographique de Yacine, 28 ans

Yacine est née à Dakar, sixième enfant dans une famille au père polygame. Nous l'avons rencontrée pour la première fois à la fin de l'année 2019. Nous avons eu un entretien informel pour une prise de contact. Nous devions avoir un entretien plus approfondi mais entre temps nous avons appris son décès début 2020 de cause inconnue. Les éléments de cette vignette biographique ont été recueillis auprès de son addictologue traitant au CEPIAD.

Yacine a fréquenté l'école dès sept ans et fut une élève brillante, toujours première de sa classe jusqu'au baccalauréat. A 24 ans, elle obtient un Master en Gestion des ressources humaines suivi d'un stage en entreprise, et enchaine avec un poste de responsable de la division des ressources humaines dans l'entreprise familiale. Sur le plan relationnel, elle est amoureuse de l'ami de son frère. Elle est gênée par son handicap de scoliose, et se fait opérer, ce qui provoque des douleurs importantes pour lesquelles du tramadol lui est prescrit.

Les quatre catégories qui viennent d'être décrites sont émiques. Elles se distinguent par les situations sociales et familiales, par le produit consommé, la trajectoire et l'expérience de consommation, mais aussi par l'appartenance à un milieu d'interconnaissance. Elles témoignent de la diversité des trajectoires des femmes. Toutes les femmes ne sont pas dépendantes des produits consommés. Certaines sont autonomes, gèrent et maitrisent leur consommation. Quelques-unes ne vivent pas dans des situations de précarité sociale. Par ailleurs, la majorité d'entre elles cumulent plusieurs identités et vulnérabilités (UD, TS, mère, PVVIH) qui les exposent à une « double stigmatisation » (dans la société et dans le milieu des UD) et à un refus de soins en raison des attentes concernant les normes et les identités de genre. Il n'est pas surprenant que la plupart des femmes UD partagent ce statut identitaire de « femmes vulnérables ». Les vies des femmes qui consomment des drogues sont profondément façonnées par ces systèmes de pouvoir et de pensée.

DES VULNERABILITES MULTIPLES

La prostitution : travailleuses du sexe professionnelles ou clandestines ?

Les profils décrits ci-dessus montrent que toutes les femmes qui consomment des drogues ne sont pas des TS. Cependant, il arrive que dans certaines trajectoires, l'usage de drogues et la prostitution se superposent. Le terme *genn* en wolof est utilisé par les femmes pour nommer l'activité de prostitution. Sa traduction littérale renvoie au mot *sortir* en français. Au Sénégal, la prostitution est tolérée par la loi, et pour la pratiquer il faut s'inscrire au fichier sanitaire et social[56]. Après l'inscription, la TS est dotée d'un carnet sanitaire où sont notées les visites médicales et les contrôles gynécologiques. Les TS qui ne font pas cette démarche d'identification sont considérées comme clandestines et peuvent

[56] Pour une présentation plus complète de la législation et du dispositif sanitaire, voir (Ito, Lépine, et Treibich, 2018).

tomber sous le coup du délit pour défaut de carnet sanitaire. Les propos suivants montrent que l'inscription au fichier sanitaire pour les femmes n'est pas seulement motivée par le besoin de bénéficier de conseils de santé et d'un suivi sanitaire afin de se protéger des maladies infectieuses. Cette démarche est aussi guidée par le souci d'échapper aux interpellations policières et à la prison et au besoin d'être reconnue comme professionnelle du sexe auprès des pairs afin de pouvoir exercer plus librement dans le milieu du divertissement :

> « *Ayant peur de la police et de certaines maladies, j'ai réglé une carte pour mieux me protéger. Je faisais aussi des visites médicales. (...) J'ai fait presque cinq à six ans dans la prostitution. Mais quand même j'ai tous mes papiers pour la prostitution et c'est pour cette raison que je ne suis jamais allée en prison* ». Nini, 29 ans.

> « *Dans les années où j'étais dans la boite de nuit. (...) [Le carnet de santé pour la prostitution], je l'avais uniquement parce que comme j'étais en séparation de corps avec mon mari, alors j'ai décidé de rester à Mbour. Par la suite je fréquentais un bar qui appartenait à un ami de mon père, alors les femmes qui sont là-bas ignoraient ce que je faisais là, elles ne me voyaient pas sortir avec un homme et elles ont interprété que je suis une lesbienne, d'autres pensaient que je suis une policière. Alors elles sont allées à Polyclinique*[57] *pour dénoncer qu'il y a une femme qui est dans le bar et qui est bizarre, et pourtant je plaisais à tous les mecs qui fréquentaient ce milieu, j'étais très belle, ils voulaient à chaque fois faire ma connaissance alors que beaucoup d'entre eux ont une copine là-bas, donc il y avait de la jalousie. Donc la dame qui logeait à l'appartement au-dessus du bar m'a appelée un jour pour me demander si je suis une prostituée (...) et elle m'a recommandé d'apporter ma photo pour qu'on me fasse un carnet. C'est pour cette raison que j'ai obtenu un carnet* » Diary, 50 ans

---

[57] Le service d'hygiène sociale, couramment nommé « Polyclinique », est le site de suivi médical des travailleuses du sexe.

> *« En fait j'étais sortie... j'étais partie en ville, dans des bars (...), ensuite j'ai fait le trottoir vers le restaurant Ali Baba, la police nous a trouvées là-bas et nous a dit qu'on était en train de racoler. Moi je ne savais même pas ce que ça voulait dire. Les filles avec qui j'étais m'ont dit : 'Donc tu n'as pas de pièce ?' je leur ai répondu 'C'est quoi pièce ? Moi j'ai ma carte d'identité', c'est là qu'elles m'ont expliqué qu'elles me parlaient du carnet de santé et m'ont orientée vers la Polyclinique ».* Daba, 46 ans

Cependant toutes les femmes TS et UD ne font pas cette démarche d'inscription au fichier sanitaire. Certaines parmi elles exercent dans la clandestinité ou ne s'identifient pas comme des TS en justifiant qu'elles pratiquent uniquement le multi-partenariat ou une sexualité transactionnelle :

> *« Parfois, je mettais la main sur quelqu'un de bien, qui est assuré et qui peut subvenir à mes besoins et je restais avec lui pendant un temps, mais je n'en ai jamais fait une profession ».* Tabara, 53 ans

> *« Bon, j'ai commis ces bêtises (...) je pense dans le cadre du travail que je faisais à l'hôtel et tout, quand je croisais quelqu'un qui me proposait beaucoup d'argent pour passer du temps avec moi, alors on partait ensemble à l'hôtel. (...) Je n'ai jamais eu de carnet sanitaire »* Lena, 30 ans

A travers ces propos, on se rend compte que cette qualification de la clandestinité recouvre un ensemble de pratiques complexes allant de la prostitution « à la passe », à des rapports sexuels occasionnels pour de la drogue ou de l'argent, au *mbaraan* (multi-partenariat). Comme l'écrit Thomas Fouquet,

> « La clandestinité est une stratégie qui permet de synthétiser des rôles parfois opposés ou très distants ('prostituée', 'jeune femme encore vierge et mariable', 'fêtarde branchée et dégourdie', 'fille sérieuse mais occidentalisée'...), de manipuler son image pour tirer profit des occasions : autant de 'savoir-faire', indexés à des 'savoir être', qui ouvrent certains possibles, autorisent l'accès à certains gains matériels et symboliques » (Fouquet, 2007).

Notre travail d'immersion dans le milieu de la nuit et du divertissement nous a permis d'observer et de comprendre les multiples pratiques que recouvre la clandestinité. Parmi les femmes UD, certaines se prostituent régulièrement, d'autres travaillant dans les bars, restaurants, hôtels, salon de bien-être, et le font de manière occasionnelle : « *Au salon de massage, on a des fois des clients qui demandent plus, c'est pourquoi je garde toujours des préservatifs avec moi au cas où…* ». Certaines évoluent dans le milieu touristique et font du *mbaraan,* c'est-à-dire qu'elles entretiennent des relations parallèles avec plusieurs partenaires. Cette pratique s'inscrit dans une logique de recherche d'un petit ami et mari potentiel (Européen ou riche Africain) qui pourrait subvenir à leurs besoins.

Le lien entre prostitution et usage de drogues : un lien complexe et circulaire

Dans la littérature, il n'est pas rare que les femmes UD, qui peuvent avoir des options de travail limitées, s'engagent dans le travail du sexe pour subvenir aux besoins de leur partenaire ou de leurs enfants. Pour les femmes que nous avons rencontrées, la prostitution peut être conjoncturelle ou transitoire, suivant l'itinéraire d'addiction.

Pour certaines femmes, la prostitution est un moyen de subsistance qui peut entrainer l'adoption d'autres pratiques « déviantes ». L'engagement dans la trajectoire de prostitution précède l'usage de drogues. Ces femmes généralement issues d'un milieu social défavorisé avaient déjà opté pour cette activité afin de subvenir à leurs besoins (absence de soutien, décès des parents). C'est au cours de leur trajectoire de prostitution qu'elles vont rencontrer les produits (alcool, cannabis, drogues injectables), comme en témoignent ces propos :

> « *Je l'ai fait [prostitution] après les incidents que j'ai subis avec le décès de mes parents, je ne savais pas où donner de la tête, du coup j'ai commencé à faire la prostitution. (..) Bon, je ne le faisais pas à temps plein, parfois je le faisais, parfois je restais longtemps sans le faire. (...) C'est parce que parfois les toubabs peuvent*

être attirés par toi et ils te proposent beaucoup d'argent. C'est ça qui m'a incitée à la prostitution ». Soukeye, 43 ans

Pour d'autres, la prostitution est pratiquée au cours de la trajectoire d'usage pour permettre d'échapper au syndrome de manque et d'assurer l'achat de la drogue de choix, pour maintenir sa dépendance et celle de son partenaire dans une optique de le soutenir. Ici, c'est l'usage de drogues qui précède la prostitution :

> *« J'ai commencé à me prostituer parce que la drogue vous conditionne. Quand vous êtes en manque, vous vous débrouillez par tous les moyens pour vous soigner ».* Coumba, 34 ans

> *« Quand je fumais la came je la menais [prostitution], c'était pour pouvoir acheter la came. (..) C'est la came qui est antérieure à la prostitution. [J'ai arrêté] depuis que j'ai commencé à prendre la méthadone (...) Mais avant la came je ne sortais même pas ».* Nini, 29 ans

En revanche, quelques femmes expliquent qu'elles ont pratiqué la prostitution de manière transitoire comme moyen de subsistance suivant leur parcours d'usage, lorsque que le conjoint décède et la femme doit se débrouiller pour prendre en charge ses enfants, ou pour gérer les besoins ponctuels, ou à un âge avancé lorsqu'elles sont seules :

> *« J'ai mené la prostitution il y a sept ans quand mon mari est décédé. Je l'ai fait pendant trois ou quatre ans, parce que je n'avais plus aucun soutien ».* Soda, 50 ans

> *« Moi je n'avais pas l'habitude d'avoir plusieurs partenaires, je vivais avec quelqu'un et si on se quitte, alors je sors avec quelqu'un d'autre. Mais quand je suis devenue un peu âgée, je ne pouvais pas m'empêcher de ne pas la pratiquer car les hommes ne me laissent pas tranquille (...) mais je sais que si tu sors avec plusieurs mecs, on ne pourra pas te respecter, donc même si je sors parfois, je le fais en cachette pour avoir de quoi subsister ».* Tabara, 53 ans

Les femmes exercent le travail sexuel en ayant parfois des moments de rupture, de remise en cause, ou de périodes de pause, par exemple durant le mois du Ramadan.

« A ce que je retienne, c'est à partir de 1987 que j'ai commencé à faire certaines choses. En cette année j'ai commencé à utiliser la came (...) J'avais eu un carnet de santé (...) mais je l'ai rendu par la suite, J'ai arrêté le travail parfois parce qu'il arrive des moments où je me dis qu'il faut que j'arrête tout et laisser tout dans la main divine, mais malheureusement parfois j'ai besoin d'argent et je retourne dans ces choses. Par exemple, vous savez, ce mois de Ramadan n'est pas un mois dans lequel on doit faire de mauvaises choses, et la plupart des gens jeûnent, ce qui fait que même quand on sort on ne voit personne, j'ai passé tout le mois de Ramadan sans aller avec un homme. (...) En ce moment (...) je n'ai pas encore commencé ». Ndiolé, 50 ans

Même si le travail sexuel ne concerne pas la totalité de femmes rencontrées, les récits montrent que c'est un élément important sous-jacent aux trajectoires de femmes UD. On observe dans les trajectoires une superposition entre l'usage de drogues et la prostitution (qui peut aussi occasionnelle, d'où la difficulté de les classer comme TS). De plus, le travail sexuel est un facteur de risque infectieux supplémentaire pour le VIH et les autres maladies infectieuses chez les femmes UD.

Les sanctions pénales

Sanctions pour l'usage de drogues

Certaines femmes sont connues des services de police. Elles ont été interpellées plusieurs fois ou ont été poursuivies pour délit de possession de drogues, pour état d'ivresse ou pour leur simple présence dans l'espace public à des heures tardives. Ces femmes relatent des expériences de répression policière et judiciaire dans des contextes où elles se sont retrouvées confrontées à des arrestations arbitraires sans motif clair, lors d'une rafle générale. Les femmes concernées ont été incarcérées avec des peines allant jusqu'à trois mois.

« J'ai été prise à deux reprises dans une rafle de police. C'était une rafle générale. Quand on m'a prise, j'ai dit aux policiers 'pourquoi ils m'ont prise ?' Ils m'ont dit

qu'ils vont me libérer une fois qu'on sera au commissariat. Ce qui n'a pas été le cas, le lendemain ils ont tapé le PV et m'ont dit qu'ils vont me déférer. [...] C'était juste parce que j'étais ivre. Quand je me suis retrouvée au tribunal, j'ai écopé d'un mois de prison. Cinq ans après ma sortie de prison, j'ai été prise encore dans une rafle pour laquelle j'avais été encore emprisonnée pendant quinze jours. Ils m'ont prise parce qu'ils pensaient que j'avais dans mon sac de la drogue. Je ne me promène jamais avec des produits prohibés dans mon sac. (...) J'ai avisé ma mère, (...) ils lui ont dit que je faisais du racolage ». Fatima, 43 ans

« J'étais en compagnie d'une copine à la plage de Ngor, [...] elle a allumé un joint, on se passait le joint pour fumer à tour de rôle. Là j'ai vu un homme faire des allers-retours sur la plage, feignant de faire du sport, je ne savais pas qu'il était policier mais il nous a vu fumer. [...] Une fois au tribunal, ma copine a été libérée mais moi on m'a déférée puisque c'est moi qui avais le joint en main ». Néné, 50 ans

Dans les deux récits, les arrestations se basent sur des logiques de profilage social et genré. Par exemple, Fatima est arrêtée sans motif clair lors de la première rafle, et lors de la seconde elle est accusée de racolage, une qualification fréquemment utilisée contre les femmes du monde de la nuit et du divertissement. Néné, quant à elle, est arrêtée pour consommation de cannabis, mais elle est la seule à être poursuivie, alors que son amie est libérée.

L'incarcération des femmes pour possession de drogues est la conséquence de l'approche punitive dominante qui prévaut au Sénégal et dans la plupart des pays de la région. La loi sur les drogues entraîne des peines d'emprisonnement ou la détention provisoire. La stratégie nationale de lutte contre la drogue prévoit depuis 2016 de donner un cadre juridique à la RDR mais neuf ans plus tard la réforme du Code des drogues (qui date de 1997) n'a toujours pas été entreprise. Malgré la disposition légale prévoyant l'injonction thérapeutique comme alternative à la peine, aucune des femmes interrogées n'a bénéficié de cette mesure. Le cumul avec l'encadrement légal du travail sexuel pousse les femmes dans des trajectoires de socialisation dans une carrière déviante.

L'incarcération n'aide pas toujours les femmes UD à sortir de l'addiction, mais les installe davantage dans la trajectoire de consommation.

Comme le montrent des travaux ethnographiques, les longues détentions provisoires et les conditions de vie précaires dans le milieu carcéral (sur-population, violence, sous-équipement, insuffisance des ressources humaines, promiscuité, manque d'hygiène…), reflètent les dysfonctionnements des prisons en Afrique (Faye, 2017; Le Marcis et Faye, 2019). Pour désengorger les prisons et offrir un traitement adéquat aux UD, les politiques pénales devraient revoir les législations sur les drogues, explorer les violences faites aux femmes en prison, et envisager des peines alternatives. Toutefois, quelques femmes ont relaté des cas d'empathie de la part des femmes policières ou juges qui les ont acquittées, notamment lorsqu'elles étaient en situation d'allaitement.

Par ailleurs, les femmes UD qui ont fait un séjour en prison rapportent les conditions de détention difficiles pour les femmes. La prise en charge de l'addiction n'étant pas développée dans les maisons d'arrêt au Sénégal, la gestion du manque est problématique. Elles rapportent aussi des situations où elles ont été stigmatisées et mises à l'écart par leurs camarades de cellules.

> *« En prison, il n'y aucun médicament qu'on donne et c'est très dur dans la mesure où parfois on est dans un grave état de manque. Je sais [que] le paracétamol on peut te le donner là-bas, mais par exemple un médicament qui pourrait combler ton manque je ne le vois pas (...). Après, j'ai tenté de me suicider en prison car j'étais trop fatiguée, je vomissais à cause du manque. On me fuyait dans la chambre car je dégoûtais les gens. Par la suite, ma famille est venue me rendre visite et on m'a amenée à l'hôpital et c'est là que j'ai terminé ma peine de prison, je suis restée trois mois là-bas au pavillon spécial de l'hôpital Principal ».* Sokhna, 50 ans

Un rapport publié par l'Association des Juristes Sénégalaises et le Haut-Commissariat des Nations Unies aux Droits Humains va dans le même sens que les données que nous avons recueillies (HCDH et AJS, 2015). Ce rapport avance que 31 % des femmes incarcérées au Sénégal le sont pour trafic de stupéfiants. Les femmes incarcérées font face une grande précarité en détention et sont parfois victimes de violences et d'exploitation. Ce rapport attire l'attention sur les conditions de détention de ces femmes en préconisant : l'aménagement d'espaces pour les femmes et enfants, l'humanisation des conditions de détention, des alternatives à l'incarcération, la révision des infractions ciblant les femmes notamment pour le travail sexuel, la réduction des délais de détention préventive, et le renforcement des mesures d'éducation et prévention (HCDH et AJS, 2015).

Sanctions pour la prostitution

Au Sénégal, la prostitution est légale (pour des personnes âgées plus de 21 ans) et réglementée. Elle est encadrée par la loi 66-21 du 1er février 1966 relative à la lutte contre les maladies sexuellement transmissibles complétée par des textes de 1969 qui imposent des mesures sanitaires pour protéger les populations. La prostitution est considérée comme un délit dès lors qu'une TS n'est pas détentrice d'un carnet de santé mentionnant un contrôle médical mensuel (et précisant que toute infection dépistée a été traitée) ou qu'elle n'est pas enregistrée au registre administratif. La prostitution expose doublement certains profils de femmes UD à des interpellations policières au cours de leur trajectoire. Elles peuvent être interpelées pour vérifier qu'elles respectent les mesures sanitaires, et en même temps pour suspicion de détention de drogues (éventuellement confirmée). Les sanctions pour défaut de carnet sanitaire comprennent des peines pouvant aller jusqu'à un mois d'incarcération. Quelques femmes rapportent des violences verbales de la part des forces de l'ordre au moment de l'interpellation. Parfois, elles sont immédiatement stigmatisées comme *junkies* et soumises à des humiliations physiques. Certaines femmes décrivent des gestes de rejet et de mépris témoignant des préjugés envers les personnes UD.

> *« Une fois, les policiers m'ont arrêtée. Quand ils m'ont vue, ils m'ont reconnue comme usagère de drogue, ils m'ont fouillée et m'ont ôté mon foulard de tête (...), ils me traitaient de sale droguée, de trainée, de prostituée. Un autre policier dit à son collègue 'Ne la touche pas,*

ces droguées sont entourées de maladies, elles ont toutes les maladies infectieuses', alors le gars me touchait en pinçant le bout de mes vêtements comme si je le dégoûtais, ensuite il m'a mise dans la voiture de police. Ils m'ont embarquée à la Police Centrale, on m'a accusée d'avoir un défaut de carnet sanitaire, or que ce n'est pas vrai. Mais au jugement, on m'a reconnue en tant qu'usagère de drogue dans la rue et on m'a condamnée pour 15 jours de prison ». Amy, 38 ans

« Les policiers m'ont interpelée... C'était une vérification de pièce d'identité. Ça fait longtemps, j'avais écopé d'un mois ferme. (...) Tu sais, même avant minuit, s'ils vous trouvent dans un bar c'est plutôt le carnet de santé qui est demandé au lieu de la pièce d'identité. Et si vous ne l'avez pas, vous serez embarquée. Maintenant c'est au commissaire de voir si vous allez être déférée ou relâchée. Donc c'est tout le temps la confrontation. Ils sont impitoyables [les policiers]. Et parfois, ils prennent tous vos bagages, téléphones portables et autres. Vous n'avez même pas le droit d'appeler un proche. C'est vraiment dur. » Soukeye, 43 ans

Les récits montrent que la pratique du contrôle du carnet sanitaire est souvent utilisée comme prétexte pour arrêter certaines femmes. Les témoignages des femmes soulignent la privation de droits (confiscation des biens personnels, impossibilité de prévenir un proche). Nous pouvons interpréter les propos stigmatisants des forces de l'ordre par le fait que les agents de police, appartenant d'abord à une société, sont porteurs de discours et de représentations sociales non professionnels, qui marginalisent les UD. Mais la disposition de la loi qu'est l'inscription au fichier sanitaire et social contribue à faire emprisonner exclusivement les femmes et à les stigmatiser davantage. Le système judiciaire (et les services de sécurité) ne protège pas (ou pas assez) les femmes UD qui font face à de multiples sanctions du fait de l'usage de drogues et de la prostitution.

Les sanctions sociales

La stigmatisation vécue au niveau familial et dans la société

La stigmatisation liée à l'usage de drogues est représentée par des attitudes sociales négatives envers les personnes UD. Les discours et les images véhiculés par les médias présentent généralement les UD comme des criminels, des voleurs, ou des menteurs, et les femmes UD comme déchues de leurs rôles féminins. Cette persistance de la figure du drogué véhiculée dans la société, et les sanctions pénales, contribuent à les faire percevoir comme des délinquants et à les marginaliser. Ces perceptions inspirent des attitudes négatives à l'endroit des femmes dans leurs familles et dans leurs milieux de sociabilité. La plupart des femmes que nous avons rencontrées ont rapporté des situations où elles se sont senties mises à l'écart et rejetées par leurs familles, exclues des décisions importantes du groupe et des réunions familiales (mariage, baptême, etc.). Cependant, la majorité des femmes sous traitement par méthadone déclarent qu'elles ont amorcé un processus de déstigmatisation grâce aux effets positifs du traitement sur leur vie (remariage, resocialisation). Pour d'autres, malgré ce retour à une vie sociale « normale », il subsiste un certain manque de confiance à leur égard qui leur rappelle toujours leur statut d'usagère. Ces formes particulières de stigmatisation ont conduit certaines femmes à se retirer du milieu familial.

> *« Quand je consommais la drogue, j'étais marginalisée par ma famille. Celle-ci ne prenait même pas la peine de m'informer des grandes cérémonies familiales, que ça soit baptême ou décès. Des fois, on me privait de la chambre dans laquelle je dormais. Pour acheter de la drogue, il m'arrivait souvent de sortir pour revenir à des heures tardives. Et lorsque je frappais à la porte de la maison, personne n'acceptait de m'ouvrir. A l'époque, je trouvais cela comme étant une forme de stigmatisation. Du coup, j'étais obligée de dormir devant la porte de la maison ou de passer la nuit chez des copains (...) Et généralement il n'est pas facile d'oublier les moments difficiles qu'on a traversés. Mais quand même, l'entourage a changé de jugement. N'empêche, il y a*

> *toujours certains qui vous collent une mauvaise étiquette. »* Nini, 29 ans

Les femmes font face à un rejet social à la fois dans leurs familles mais aussi dans les quartiers où elles sont exclues des sociabilités comme les événements et les groupes associatifs (mariages, baptêmes). Elles ont aussi relaté des actes de maltraitance physique, des violences verbales de la part de leurs proches à cause de leur consommation de drogues ; parfois, elles ne sont même pas autorisées à partager le plat familial. La stigmatisation, mécanisme de rejet et de disqualification sociale, s'exprime par la marginalisation, l'exclusion de la famille, et la négation des droits fondamentaux (logement, respect, considération). Certaines femmes arrivent à changer le regard de leur entourage après stabilisation sous traitement par méthadone, mais cette réintégration dépend des efforts visibles de rétablissement et de « conformité » aux normes sociales (mariage, emploi, etc.)., tandis que d'autres continuent d'être marquées par une stigmatisation résiduelle et durable.

L'auto-stigmatisation et la stigmatisation perçue dans les soins

Les discussions de groupe avec les femmes ont également montré une forme d'auto-stigmatisation, lorsque les femmes n'ont pas été victimes d'exclusion mais elles se sont éloignées elles-mêmes de leur entourage familial pour ne pas déranger ni être dérangées dans leur pratique. Elles ont rapporté des sentiments de honte notamment par rapport à leurs mères, de culpabilité vis-à-vis de leur famille, d'avoir trahi la réputation familiale :

> *« C'est moi qui ai pris mes distances par rapport à la famille. Car à un moment donné, je ne pouvais plus vivre parmi les miens. J'avais honte de moi (...). Ma mère me disait que quel que soit mon comportement je devrais venir à ses côtés (...). Mais je ne pouvais pas. J'ai quitté la maison de mon propre gré. Car avec mon comportement, je ne pouvais pas être au côté de ma mère, d'autant qu'elle avait des besoins que je ne pouvais plus satisfaire à cause de la drogue ».* Dior, 35 ans

> *« Comme ce n'était pas bien, je ne voulais pas que ma famille le sache. Et donc à un moment donné, je ne*

pouvais plus vivre avec ma famille car j'avais honte de moi, surtout vis-à-vis de ma mère ». Soda, 51 ans

En dehors de l'auto-stigmatisation, les femmes qui fréquentent le CEPIAD perçoivent aussi des attitudes stigmatisantes de la part de certains de leurs homologues masculins et de certains prestataires de soins. La plupart des femmes au CEPIAD vivent avec une pathologie infectieuse (VIH, hépatites) et ont le sentiment d'être doublement stigmatisées à cause de leur statut. Une étude de cas que nous avons menée à Dakar a montré la manière dont la stigmatisation guide les choix en matière de prise en charge intégrée et constitue un obstacle puissant à leur accès aux services de santé dédiés. Lors de la mise en place de la dispensation des traitements antirétroviraux en 2018 au CEPIAD à titre décentralisé, certaines femmes UD ont préféré rester dans les sites où elles allaient précédemment, même si l'attente et le trajet y étaient plus longs, par peur de la stigmatisation en tant que PvVIH par d'autres UD. La question de la stigmatisation est d'autant plus importante pour les femmes au CEPIAD qu'elles ont toujours insisté dans nos discussions sur la gestion de la confidentialité dans les services de RDR.

Les femmes UD vivant avec le VIH ont peur d'être doublement stigmatisées par les autres PUD et par les soignants. Certains de leurs pairs, sur la base de suppositions ou de représentations erronées de la transmission des hépatites et du VIH, ont parfois des comportements d'exclusion à leur égard. Des femmes ont rapporté des propos et attitudes stigmatisants d'UD les traitant de « waga » (pestiférées), de femmes qui avaient « toutes sortes de maladies », « de femmes qui n'étaient pas bonnes à marier ». Certains hommes disaient s'abstenir de prendre part aux repas communautaires préparés par les femmes. Ces propos venant de leurs pairs masculins témoignent d'une stigmatisation intragroupe mais aussi d'une plus grande stigmatisation des femmes que des hommes qui consomment les drogues.

LE CROISEMENT ENTRE PROFILS ET VULNERABILITES

Notre étude montre quatre profils de femmes, aux caractéristiques et milieux en partie similaires, en partie différents, qu'il faut connaître pour mieux cibler les interventions sanitaires.

Le profil 1 (des femmes « du monde de la nuit et du divertissement ») correspond à la catégorie de femmes souvent décrite dans les médias. Ces femmes consomment des drogues pendant des fêtes privées et s'exposent à des risques d'overdose.

Les profils 2 et 3 (des jeunes femmes « des quartiers populaires et associations de TS », des femmes « anciennes junkies »), rassemblent des consommatrices de cocaïne/crack qui n'ont pas recours au centre de prise en charge. Ceci explique en partie le faible nombre de patientes au CEPIAD. Dans ces deux catégories, les parcours de certaines femmes témoignent d'une expérience intersectionnelle : elles peuvent être à la fois UD, TS et PVVIH. Si l'on ne tient pas compte des intersections entre ces facteurs, les obstacles au recours aux services de santé subsisteront et la discrimination et l'exclusion se poursuivront.

En revanche, les femmes du profil 4 (des femmes « isolées et dépendantes de médicaments ») ne partagent pas les caractéristiques de marginalité sociale de la majorité des femmes UD. La stigmatisation est le principal obstacle à leur recours aux soins.

La recherche, et notamment les enquêtes épidémiologiques, ont contribué à la construction des catégories qui permettent de définir et de penser le problème des drogues et des addictions (Faugeron et Kokoreff, 1999). Les catégories découlent de représentations et de perceptions qui émanent de la production des savoirs empiriques ou du sens commun. En France, ce sont les catégories définies à partir de la recherche en santé publique qui sont les plus utilisées à propos des femmes UD (Faugeron et Kokoreff, 1999). Avec l'épidémie de VIH, deux figures de femmes UD (la mère et la prostituée) sont au centre de la réflexion sur le genre et la consommation de drogues. Ces deux catégories constituent des cibles prioritaires en matière d'aide et de prévention (Coppel, 2004). Ce processus de construction sociale des usagères de drogues est également observé au Sénégal.

Bien que les études demeurent encore parcellaires, la figure de la femme UD et TS est celle qui émerge le plus souvent dans les travaux de recherche épidémiologique et ethnographique disponibles. La figure de la mère UD est très peu interrogée. Notre étude montre que l'intersectionnalité expose les femmes UD à de multiples discriminations imbriquées au niveau culturel et structurel (double stigmatisation en tant que PS et UD, difficultés d'accès aux soins, vulnérabilités bio-psycho-sociales). Pour adapter des approches « respectueuses des femmes », il est nécessaire de tenir compte de la diversité des profils mise au jour par notre étude.

Les femmes UD subissent des formes spécifiques de stigmatisation et de vulnérabilité structurelle exacerbées par les politiques répressives dominantes. Malgré l'introduction de programmes de RDR, elles sont moins nombreuses que les hommes dans les services de prise en charge, en raison, en partie, de la stigmatisation et des stéréotypes qui les entourent. Les vulnérabilités décrites plus haut résultent des rapports sociaux inégalitaires qui peuvent s'additionner : avec les acteurs de la répression, avec les autres UD, au sein des prisons, avec la famille, avec les équipes des services de RDR. Les récits témoignent de la multiplicité des formes de stigmatisation et de souffrance, qui n'ont pas été oubliées par celles qui les ont vécues.

La criminalisation de la consommation affecte directement ou indirectement la santé des femmes qui utilisent les drogues. Par exemple, en Occident, certaines législations impliquent que les femmes UD soient déchues de leurs droits parentaux. En Afrique, cette question est moins documentée, mais des observations empiriques montrent que la peur de perdre la garde des enfants empêche l'accès aux soins pour les mères. Des études ont montré que le suivi sanitaire régulier inclus dans la législation sénégalaise a des effets positifs sur la santé des TS (HCDH et AJS, 2015 ; Ito, Lépine et Treibich, 2018). Mais le contrôle par les forces de police de l'enregistrement au fichier sanitaire et social contribue à incriminer les femmes en leur imposant des interpellations répétées. Plus généralement, les forces de sécurité et les textes de loi ciblent principalement les TS féminines, en ignorant la prostitution masculine et en négligeant le rôle des clients masculins. Bien qu'elle ait été révisée en 1969, la réglementation de 1966 n'a pas changé en la matière et ne répond pas à des réalités évolutives[58]. Les femmes UD et TS subissent ainsi un cumul de discriminations et de sanctions.

CONCLUSION. DES VULNERABILITES D'ORIGINE POLITIQUE

Pour conclure, en s'écartant de certaines normes sociales et morales, les femmes font face à des sanctions sociales (avec un rejet de la part de la famille et de la société, une disqualification de la maternité) et à des punitions pénales (pour usage de stupéfiants et prostitution). Seulement quelques femmes de notre étude, dont la consommation est occasionnelle, et qui vivent dans de bonnes conditions économiques, échappent à ces sanctions. Les politiques pénales devraient prendre en compte les multiples discriminations associées à l'addiction et revoir les législations afin que les femmes ne souffrent plus indûment de l'accumulation des sanctions et des formes de stigmatisation. Les conséquences des politiques des drogues sur les trajectoires des femmes sont multiples et demandent une réponse multi-niveaux (système de santé, système éducatif, recherche, système juridique…). Concernant la législation (et le traitement judiciaire), les acteurs devraient faire appliquer et adapter la Convention sur l'élimination de toutes les formes de discrimination à l'égard des femmes (HCDH, 1979)[59]. Plus particulièrement, il est nécessaire de revoir les législations sur les drogues et les droits des femmes.

Au Sénégal, il demeure important de sensibiliser sur les droits humains et de rendre disponible la prise en charge des addictions dans les prisons, en commençant par accélérer l'adoption d'un décret relatif à la RDR et plus largement d'une réforme du code des drogues. Les enjeux de santé publique (tels que la vulnérabilité aux

---

[58] La loi de 1999 dans le code pénal du Sénégal en son article 323 est intervenue plus tard pour punir les personnes qui sont en lien avec « *la prostituée* ». En utilisation de l'article féminin "la", cette réglementation asymétrique contribue à faire porter la responsabilité et les conséquences du travail sexuel sur les femmes.
[59] La Convention sur l'élimination de toutes les formes de discrimination à l'égard des femmes, du Haut-Commissariat des Nations Unies aux droits de l'homme (HCDH) a été approuvée en 1979 et est entrée en vigueur en 1981. Notice Wikipedia : https://w.wiki/HtnK

infections) devraient faire privilégier une approche basée sur la santé et orienter vers une réforme effective. Pour adapter les services de RDR aux spécificités des femmes UD au Sénégal, des recherches-actions devraient documenter plus complètement les expériences des femmes en dehors de la capitale, préciser les particularités de l'offre à mettre en place pour chaque profil de femme UD. Il faudrait aussi analyser les besoins bio-psycho-sociaux par drogue consommée, ainsi que l'accessibilité et l'efficacité des interventions actuellement disponibles.

CHAPITRE 4

LES PRATIQUES DES DROGUES « AU FEMININ » PRODUITS, USAGES, CONTEXTES

Ce chapitre décrit les pratiques des drogues et les significations de ces conduites du point de vue des femmes. Les sciences sociales et l'addictologie s'accordent pour considérer que le rapport aux drogues doit être pensé dans toute sa complexité comme « la rencontre entre un produit, une personne et un moment socio-culturel », selon la formule d'Olievenstein (1977) (Jauffret-Roustide, 2009 ; Morel, 2015). Le moment socioculturel est un élément important pour appréhender la diversité des pratiques sociales dans lesquelles s'inscrivent les consommations des femmes.

Dans ce chapitre, nous décrivons la nature des substances consommées par les femmes, les modes de consommation, les relations sociales qu'elles entretiennent autour des produits, les enjeux qui sous-tendent le choix de la prise des drogues chez les femmes UD et les facteurs contextuels favorisant la consommation. En tant qu'ethnologue, j'appréhende ces aspects de manière descriptive, puis de manière émique (du point de vue des usagères), en abordant en premier lieu les produits consommés.

LES PRODUITS DANS LEUR MATERIALITE

Des drogues de différents types sont consommées par les femmes UD à Dakar et à Mbour. Nous allons tenter de décrire et de rendre intelligibles les termes et notions émiques qu'utilisent les hommes et les femmes pour parler des produits. Les produits que nous listons ci-dessous entrent dans ce que les usagères définissent en wolof comme *sineebar* (« drogues »).

Les drogues injectables (héroïne et cocaïne) sont appelées *came* dans le milieu des personnes UD[60]. Le terme *merde* désigne la drogue de mauvaise qualité, mais peut désigner toute drogue dure quelle que soit sa qualité dans d'autres contextes.

L'héroïne est appelée *brown* ou *bou xonk* dans le jargon du milieu, par les femmes autant que par les hommes UD. *Brown* est un mot anglais qui fait référence à la couleur marron du produit. Cette appellation n'est pas spécifique au milieu des UD au Sénégal, elle est considérée par les personnes interrogées comme un terme international utilisé par les dealers et les consommateurs, quelle que soit leur langue d'usage. *Bou xonk* (en wolof : le rouge) désigne aussi l'héroïne sans faire référence à la couleur du produit mais pour la différencier de la cocaïne en poudre qui est blanche.

L'illustration 4 montre un « quart de gramme d'héroïne » vendu en mars 2020 dans le milieu dakarois à 2500 FCFA, qui est exposé hors de son emballage dans l'illustration 5.

Illustration 4 : Un quart de gramme d'héroïne conditionnée dans un sachet plastique dont l'extrémité est fondue au briquet pour sceller l'emballage

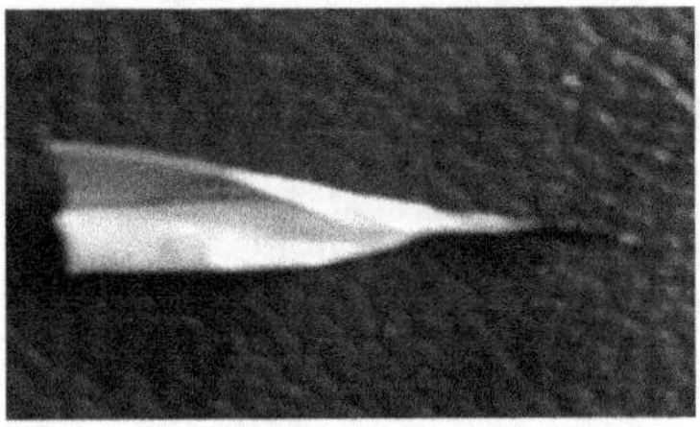

Illustration 5 : Un quart de gramme d'héroïne versé sur une feuille de papier

[60] Le mot *came* désignant des marchandises illégales existait déjà au 19è siècle dans l'argot parisien ; il pourrait venir de l'italien *cama* qui signifie *paquet*.

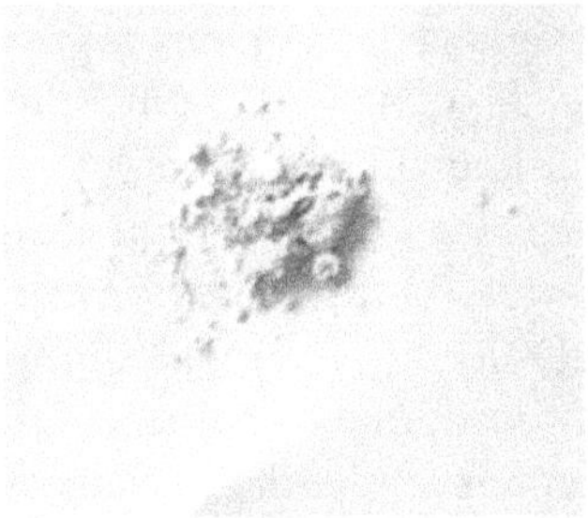

La cocaïne est nommée *coke* en diminutif, ce qui est une appellation non spécifique au Sénégal, ou *bou wekh* (en wolof : la « blanche », fait référence à la couleur du produit) quand elle se présente en poudre blanche cristallisée (cocaïne base). Elle est dénommée *crack* ou *xeer* (en wolof : « caillou ») quand il s'agit de la forme fumable. Dans le milieu, *xeer* est le terme le plus utilisé à Dakar, *kaba* à Mbour ; d'autres mots sont moins populaires : *dodj*, *rekh.* Ces termes renvoient à la forme du crack qui ressemble à un caillou.

Illustration 6 : 3 cailloux de crack à 10000 FCFA emballé dans du papier aluminium (photo prise sur le terrain 2019)

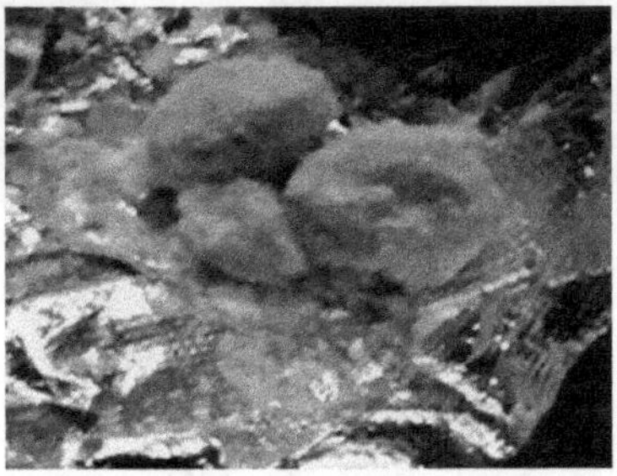

Tramol désigne le tramadol, médicament antalgique opioïde de synthèse, prescrit contre les douleurs modérées à fortes ou vendu sur le marché informel, dont la consommation répétée conduit à la dépendance. Il peut se présenter sous plusieurs noms commerciaux (Topalgic, Contramal, Ixprim) et sous formes injectable, gélules, comprimés, gouttes.

Yàmbaa et *boon* désignent le cannabis ; *ñax (*en wolof : l'herbe) renvoie à sa caractéristique naturelle. On peut également l'appeler *brown* ou *verte* selon la qualité et la couleur du *yàmbaa*. D'autres termes comme *la weed* ou *la beuh* proviennent, selon les usagers, du verlan et de l'argot français ; ces termes sont généralement utilisés par des UD ayant vécu en Europe. Le *yàmbaa* est généralement vendu sous forme de *cornets* d'environ 100 grammes, c'est-à-dire de sommités et feuilles séchées emballées dans du papier kraft.

Illustration 7 : Un cornet de *yàmbaa* (photo prise sur le terrain en novembre 2018)

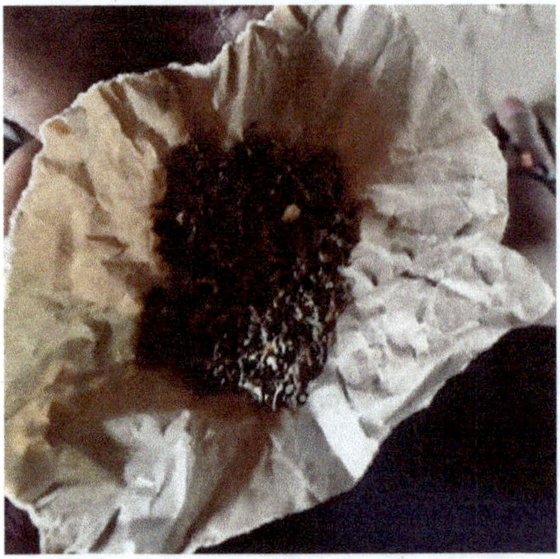

Les *pions* et *roches* sont des benzodiazépines sous forme de comprimés.

La plupart des termes utilisés par les UD qui ne sont pas en wolof, mais généralement en anglais ou en argot français, sont issus d'un jargon international. Certains de ces termes étaient déjà collectés au Sénégal par Albert Gautier Ndione en 2017. Selon certaines femmes, les termes *brown*, *coke*, *weed* proviendraient des premiers dealers à Dakar qui étaient surtout des Nigérians, ce qu'indique également Ndione (2017).

Il existe aussi d'autres noms qui sont des codes entre dealers et consommateurs pour échapper à la répression, que nous nous réservons de mentionner ici pour conserver le secret. A mesure que les produits circulent, les termes pour les nommer traversent les frontières. Une culture commune de la consommation est décrite et revendiquée par certaines personnes rencontrées, une intuition et des comportements typiques aux usagers. Des personnes estiment être capables de reconnaitre le « champ du deal » dans n'importe quel lieu où elles se trouvent. Les savoirs et les savoir-faire circulent dans les milieux des usagers de drogues. Ces savoirs donnent des éclaircissements sur les logiques qui sous-tendent l'utilisation des produits, informent sur les pratiques et constituent des cultures de consommation. Par ailleurs, les pratiques peuvent revêtir des sens différents selon les contextes.

LES MODES DE CONSOMMATION

Sous ce terme, sont comprises les techniques de consommation et les associations de produits.

Les techniques

Les techniques de consommation des produits sont relatives à chacun d'entre eux. Alors que le tramadol, les pions et l'alcool sont ingérés, le cannabis est fumé. Les modes de consommation de l'héroïne et de la cocaïne, produits fumés, inhalés ou injectés, méritent une explication détaillée, car ils sont en partie différents des modes de consommation décrits par exemple en Europe.

Nous avons relevé différents termes se rapportant aux modes d'usages :

- *Plata, freebase* : Ces deux termes venus des mondes hispanophone et anglophone renvoient à un mode de consommation plus connu sous le nom de « chasser le dragon ». C'est une façon d'inhaler l'héroïne (*brown*) étalée sur un papier d'aluminium que l'on chauffe en dessous à l'aide d'un briquet.
- *Speedball* : c'est un mode de consommation qui consiste à mélanger l'héroïne et la cocaïne à fumer en utilisant une pipe.

- *Jamou, dóor* : ce sont des termes wolof ; le premier signifie *se piquer* et le second veut dire *frapper*. Ils désignent la consommation de drogue par injection.
- *Fóon* (sniffer) : terme wolof qui signifie de manière générale embrasser et se rapporte au mode de consommation par *sniff*. Il s'agit de faire une ligne avec la cocaïne qu'on aspire à l'aide d'une paille.
- *Tux* : terme wolof désignant l'acte de fumer. L'héroïne est parfois fumée. Généralement les consommateurs mélangent le *yàmbaa* et le *brown* (héroïne) pour faire un joint. Ce mélange est appelé *cocktail* dans le langage des consommateurs. Le crack est fumé en utilisant une pipe nommée *tama* ou *bëŋ-bëŋ*. Ces termes wolof se rapportent au bâton avec lequel on tape le tam-tam, eu égard à la forme de la pipe.

Illustration 8 : Différents types de tama (pipes) retrouvés sur le terrain (photo prise en février 2020)

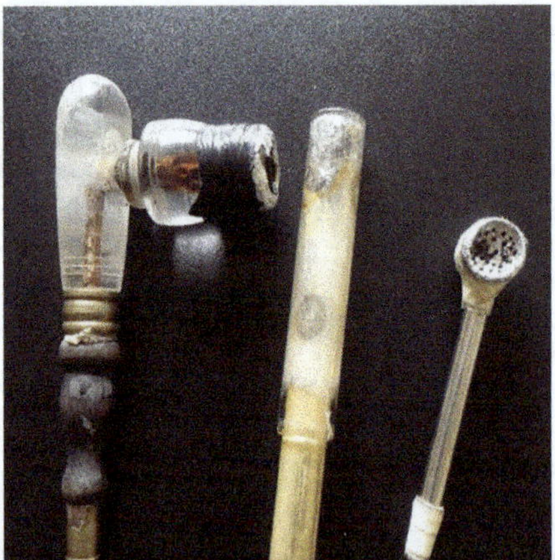

Illustration 9 : Une femme mettant du crack sur sa pipe pour le fumer

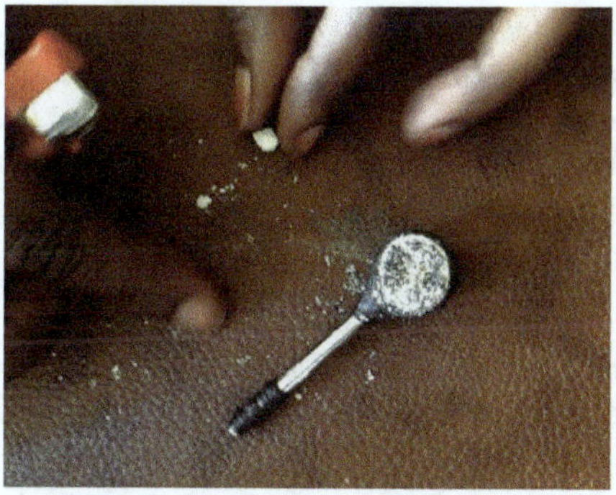

La plupart des femmes consommatrices d'héroïne utilisent le *plata* comme mode d'usage de l'héroïne et le *tama* pour consommer le crack. Une consommatrice apporte quelques précisions sur les modes de consommation :

> *« J'ai essayé toutes les formes de consommation, la plupart du temps c'était par curiosité. D'abord je fumais, comme la cigarette quoi. En deuxième, j'ai fait ce qu'on appelle le* plata*. Le* plata *c'est quand tu prends une feuille de chewing gum Hollywood, tu le brûles pour enlever la feuille, il ne va rester que le papier alu, ou bien si tu as les papiers aluminium, tu prends un petit papier aluminium, tu verses la drogue dessus, c'est l'héroïne, tu prends un briquet, tu le mets comme ça sous la feuille, le produit coule et tu le suis, et là tu as une paille ici, quand tu mets la flamme dessous, tu tires sur la paille comme ça.*
>
> *(...) Tu as la paille dans ta bouche et tu fais comme ça. (...), tu mets le briquet en bas, et il y a de la fumée qui sort en haut parce que le produit brûle quoi, et quand ça brûle ça coule, donc quand ça coule tu suis et tu as la paille, il y a la fumée qui sort et tu l'aspires. Là tu prends la fumée (...), la drogue pure parce que les déchets restent sur le papier aluminium. Donc il y en a qui appellent ça* freebase*, il y en a qui appellent ça* plata*, pour ceux qui s'y connaissent.*
>
> *Il y a aussi* sniffer*, là tu connais. Là tu mets la drogue, tu as un petit couteau, tu le casses comme ça et tu en fais une ligne, (...) et tu le prends avec la paille (...). Ce qu'il y a de dangereux dans ce* sniffer *c'est que là tu prends*

même les déchets, et quand tu prends les déchets, le problème c'est que tu as des risques de maladies. (...) Ceux qui sniffent ont, par rapport à ceux qui fument, qui font le freebase, *un état de manque plus dur. Maintenant il y a l'injection. J'ai essayé tout (...), mais quand je m'injectais, là vraiment c'était par curiosité ».* Bintou, 59 ans

Le *plata* ou *chasser le dragon* est l'un des modes de consommation de l'héroïne les plus anciens au monde. Cette pratique, basée sur l'inhalation de fumées d'héroïne (d'autres produits peuvent être utilisés avec la même technique) a débuté en Asie, à Shanghai, dans les années 1920 avec l'utilisation de bols en porcelaine et de tubes en bambou. Elle s'est ensuite répandue dans une partie de l'Asie de l'Est et aux États-Unis puis dans le reste du monde dans les années 1960 (Strang, Griffiths et Gossop, 1997).

L'illustration 10 montre une femme qui tient un morceau de feuille d'aluminium dans sa main gauche sur lequel l'héroïne a été posée ; avec sa main droite, elle tient un briquet dont la chaleur de la flamme, sous le papier aluminium, fait brûler l'héroïne. L'usagère inhale la fumée au travers d'un tube (stylo évidé). Le terme « chasser le dragon » désigne métaphoriquement le fait que l'héroïne devenant liquide, elle coule sur le support, et l'usager doit en poursuivre la fumée.

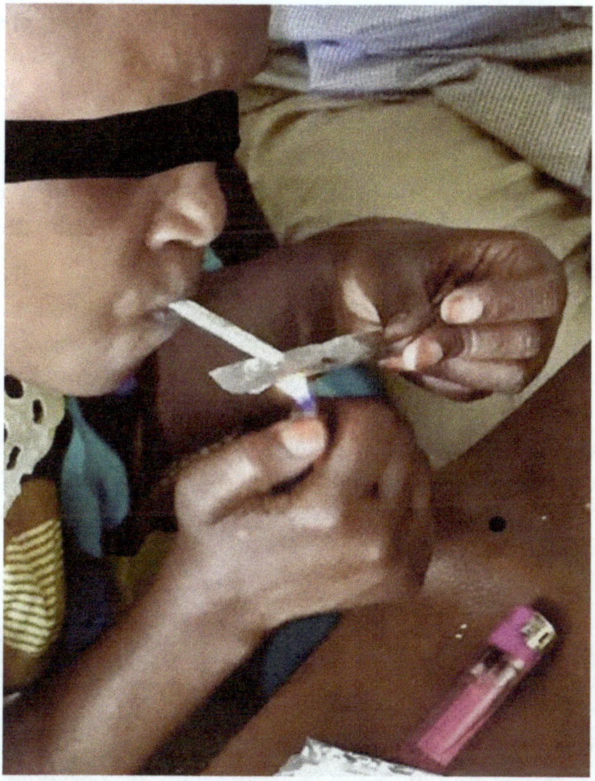

Illustration 10 : Une femme qui consomme par *plata* (*chasser le dragon*) (photo prise en février 2020)

Les associations de produits

Les produits recensés plus haut peuvent être consommés ensemble ou à la suite les uns des autres. Les récits de vie montrent que certaines femmes ont commencé par l'usage du cannabis, de l'alcool ou du tabac et puis se sont engagées dans une escalade vers d'autres drogues dans une logique de recherche de sensations plus fortes ou de produits plus élaborés qui n'ont pas d'odeur (donc qui sont moins révélateurs d'un usage de tiers). D'autres femmes ont consommé directement une drogue dure. Plusieurs femmes dans notre enquête font état de leur consommation simultanée de plusieurs produits (« poly-consommation » en termes médicaux).

La plupart des femmes ont expérimenté une multiplicité de substances au cours de leur trajectoire. Certaines consomment à la fois du cannabis, de l'alcool, de la cocaïne, de l'héroïne. D'autres associent la consommation de crack et d'alcool. Quelques femmes ont déclaré avoir consommé de l'héroïne en même temps que la méthadone au début du traitement de substitution, parce que, selon elles, les doses prescrites n'étaient pas suffisantes pour gérer l'état de manque[61].

Les femmes qui prennent de la méthadone continuent pour la plupart à consommer d'autres produits (cannabis, cocaïne/crack, alcool), même quand elles ont arrêté l'héroïne. Certaines femmes associent des produits pour contrer les effets d'un d'entre eux (par exemple, prendre de l'héroïne pour aider à « descendre » de la cocaïne), ou pour augmenter ou remplacer les effets de l'un des produits (recherche de sensations plus fortes).

La diversité des effets

Les femmes rapportent différents types de sensations, selon qu'elles consomment l'héroïne ou la cocaïne/crack. La cocaïne/crack est la drogue la plus consommée par les femmes. Cette préférence est justifiée par son effet : elle procure beaucoup de plaisir et permet d'être « cool » ; de plus, le manque de crack ne provoque pas de troubles physiques (diarrhée, vomissements). Pour comprendre les choix des femmes, il faut s'intéresser aux sensations provoquées par la prise mais aussi aux effets perçus du manque.

Dans le langage des consommateurs, une diversité de termes font référence au plaisir et au ressenti à la suite de la prise de drogue et à l'état où on se trouve quand on ne peut pas la prendre.

- *Tipsé, Tips* : mot anglais, c'est une sensation d'euphorie interne après la prise de *brown*, variable selon les individus. L'intensité du *tips* dépend également du mode de

---

[61] Ces questions ont été discutées avec les addictologues en charge de leur suivi qui ont réajusté les doses prescrites jusqu'à ce que les patientes se sentent suffisamment stables pour ne plus consommer à nouveau de l'héroïne.

consommation, de la quantité et de la qualité de drogue utilisée. Il peut durer plusieurs minutes ou quelques heures.

- *Flash* : mot anglais, sensation agréable qui dure quelques secondes avec la consommation de cocaïne/crack. Il est ainsi nommé à cause de la rapidité du ressenti.
- *Yéeg* : terme wolof qui signifie *monter*. Cette expression désigne la montée du produit consommé. Elle peut durer quelques minutes mais les effets peuvent se prolonger pendant quelques heures.
- *Speed* : une montée (*yéeg*) très puissante du produit.
- *Sick, Sickness* : C'est un terme anglais qui signifie *malade*. Chez les UD, il exprime l'état de manque ressenti dans la phase d'addiction lorsqu'on n'a pas pris la dose habituelle. Quand les usagers sont en état de manque, ils se sentent *malades*, cette situation est vécue comme une souffrance physique et émotionnelle insupportable. Elle isole l'usager, le rend vulnérable et l'expose à des comportements à risque.

Dior explique très clairement cette perception :

> *« Un jour, à mon réveil, S. m'a regardée et s'est rendu compte que j'étais en manque, alors il m'a acheté du* brown *et j'ai comblé mon manque, c'est à partir de ce jour que je me suis rendu compte que j'étais devenue accro. A partir de ce moment, je sortais avec S. pour aller me prostituer, et il m'attendait faire le travail, ensuite on quittait pour aller acheter notre* brown. *Parfois je me couchais jusqu'en pleine nuit et je me levais pour aller me prostituer, c'était pour pouvoir acheter de l'héroïne, parce que l'héroïne est différente des autres drogues, dès que tu te réveilles sans l'avoir, tu peux aller voler des choses ou faire n'importe quoi pour l'avoir ».* Dior, 35 ans

Les personnes interrogées établissent une différence entre l'état de manque provoqué par l'héroïne et celui de la cocaïne/crack, le premier axé sur une souffrance physique et le second sur une souffrance psychique.

« Ce n'est pas la même chose, parce que pour la cocaïne, le sick *est dans l'esprit. (...) C'est par rapport à la psychologie, ce qui veut dire que la chose est dans ton esprit et tu veux l'avoir tout de suite, ce n'est pas quelque chose qui est dans le sang et c'est comme si tu as le palu, tu sues, tu ne manges plus ».* Amy, 38 ans

- *Faju* : ce terme wolof signifie « se soigner ». Dans le jargon des UD, cela veut dire « prendre sa dose habituelle de came ». Pour les consommateurs, ne pas prendre sa drogue est vécu comme une maladie (*sick*) car l'état de manque provoque des symptômes. Prendre sa dose, c'est se soigner (*faju*) et se rétablir de ce syndrome de manque.

Les motivations de l'injection

Parmi les femmes que nous avons rencontrées, très peu se sont injecté les drogues. La cocaïne étant le plus souvent fumée, c'est l'héroïne qui est administrée par injection. Quelques femmes déclarent être passées d'un mode de consommation à un autre dans le but de découvrir d'autres sensations, de comparer les effets pour déterminer leur mode d'usage de préférence. Mais celles qui ont pratiqué les injections avancent plus précisément trois motifs, qui peuvent être combinés et inter-liés : la mauvaise qualité de l'héroïne, la recherche d'un effet supérieur et plus durable, et l'ignorance des risques infectieux.

La mauvaise qualité ou le coût élevé de l'héroïne

La plupart des femmes qui se sont injectées relient le choix de ce mode de consommation à une période où il y avait une pénurie de *came* à Dakar. L'héroïne circulant à Dakar habituellement sous forme de poudre, peut alors se présenter sous forme de pâte. Dans ce cas, les usagers préfèrent se l'injecter pour ne rien perdre du produit. La manière de prendre les produits varie en fonction de la disponibilité des substances sur le marché. Le recours à l'injection peut aussi être dû à des conditions socio-économiques défavorables (disponibilité et distribution des produits, manque d'argent).

> *« En ce temps-là, il y avait la mauvaise drogue qui était sur le marché. Pour ceux qui se shootaient ou qui faisaient le plata, la drogue se formait comme une pâte et ce n'était pas du tout bien. Moi je la mélangeais avec ma cigarette et je constatais que ça ne me satisfait pas alors que je dépensais beaucoup d'argent pour ça, donc j'ai décidé d'arrêter et je ne consommais que l'alcool, ensuite je me couche ».* Soda, 51 ans

La recherche d'un effet supérieur à celui du sniff

Certaines femmes disent avoir utilisé l'injection pour obtenir des effets maximaux et qui durent plus longtemps. Pour elles, la durée du plaisir ressenti dépend du mode de consommation. Lorsqu'on n'a pas assez d'argent pour acheter une quantité suffisante d'héroïne, il vaut mieux l'injecter pour faire durer le *tips*.

> *« Je me l'injectais. Parfois aussi le* cocktail, *c'est-à-dire on prend une cigarette et on l'enroule avec du Rizla*[62]*, on allume la cigarette et on la fume. J'ai utilisé la méthode où on la verse sur un papier, on l'enroule et on le* sniffe. *Il y a aussi une méthode où on le mélange avec de l'eau et on la verse dans une seringue, et on s'injecte. (...) Je consommais à hauteur de quatre quarts ou six quarts. Parfois j'ai de l'argent mais parfois je n'en ai pas pour ma consommation, c'est ce qui m'a fait adopter le* sniff. *Donc j'ai réalisé que le* sniff *maintient la dose plus que le* cocktail. *Ensuite j'ai fait le* jamou *(l'injection), j'ai vu qu'il maintient beaucoup plus que le* sniff. *Pour ce qui concerne l'injection, un jour je n'avais qu'un quart, je me suis demandé comment je vais faire pour avoir un niveau qui sera maintenu jusqu'à une certaine heure, un gars m'a dit, il est décédé d'ailleurs, 'Il faut utiliser la seringue' ».* Dior, 38 ans

L'absence de connaissance des risques infectieux

Pour s'injecter, il faut avoir le matériel et maitriser la pratique. Le matériel est souvent composé d'une cupule, d'une seringue, d'eau,

---

[62] Marque de papier à cigarettes.

de coton…. Les femmes qui s'injectent ont été aidées par quelqu'un d'autre, soit une amie, un dealer, ou un partenaire. Celles qui l'ont fait une fois se sont généralement fait aider par un homme. Cette pratique, en particulier pendant la phase d'apprentissage, les a exposées à un risque infectieux dont elles n'avaient pas conscience avant les interventions d'information et RDR au début des années 2010.

Le témoignage de Bintou permet de comprendre comment les femmes peuvent passer au mode de consommation par injection dans leur trajectoire.

> *« La première fois que je me suis injectée, c'était parce qu'il n'y avait pas d'héroïne en poudre, partout à Dakar il n'y en avait pas, je suis partie chez tous les dealers et il n'y en avait pas, donc j'ai pris l'héroïne et c'était en pâte, donc on était obligé de la mélanger avec de l'eau pour la faire dissoudre, et là tu prends la seringue pour tirer l'eau et tu injectes. C'est ce qui m'a poussée pour la première fois à le faire. Les autres fois, je prenais que quand je voyais des gens qui prenaient par injection et qui étaient bien dans leur peau, qui* tipsaient*, j'ai dit '…la façon dont ils* tipsent *là, j'aimerais bien être comme eux quoi', alors je me suis injectée avec l'héroïne mais je n'ai jamais* tipsé *comme eux, donc j'ai dit alors j'arrête. (…) Après j'ai arrêté, parce qu'en fait j'ai pris mon hépatite C durant le moment où je me suis injectée. Je n'ai jamais partagé de seringue parce que je suis dans la réduction des risques, c'est moi qui distribue les seringues et les préservatifs, donc j'en avais assez avec moi ».* Bintou, 59 ans

Le témoignage de Bintou illustre une prise de conscience récente des dommages sanitaires liés à ce mode de consommation. D'autres témoignages montrent également le partage des seringues, qui étaient difficilement accessibles avant l'introduction des politiques de RDR à Dakar. Certaines femmes racontent qu'elles sont passées du *sniff* à l'injection, dans un contexte où l'accès aux seringues était restreint en pharmacie. Faute d'information et de matériel, elle partageait les seringues avec des amis, ce qui a conduit à des contaminations par le VIH ou le VHC.

Les séances de sensibilisation faites au CEPIAD et par les équipes mobiles à partir de 2010 ont permis à certaines femmes d'établir un lien entre leur pathologie infectieuse (VIH, hépatites) et le mode de consommation par injection.

Depuis la mise en œuvre des activités de RDR, le mode d'administration par injection avec partage du matériel est identifié par la plupart des personnes comme une pratique à risque de contamination par le VIH et le VHC. Généralement, les femmes y associent également la vie sous dépendance à la drogue, ainsi que des contextes à risques ou d'autres pratiques, comme la promiscuité, la prostitution, l'absence d'utilisation du préservatif, qui les exposent aux comorbidités (VIH, hépatites, TB). Nous n'avons pas recueilli de témoignage d'injection récente. La plupart des femmes rencontrées ne s'injectent pas les drogues : elles fument ou inhalent les produits. Celles qui ont eu l'expérience de l'injection avant l'ouverture du CEPIAD déclarent avoir arrêté lorsqu'elles ont pris conscience des risques.

Les contextes

L'engagement dans une trajectoire de consommation ou d'addiction aux drogues est construit à partir de l'environnement et d'un moment socioculturel (Charles et Britto, 2001). Les récits de vie des UD ont révélé que certains éléments contextuels pouvaient les prédisposer à s'engager dans une trajectoire d'usage. Plus ces facteurs sont marqués et nombreux, plus la probabilité de consommer est grande.

Les contextes biographiques : des vécus familiaux et personnels traumatiques

L'histoire familiale des femmes UD est traversée par des vécus chaotiques qui sont déterminants dans la trajectoire de consommation de drogues : absence d'un ou des deux parents durant l'enfance ou l'adolescence, ruptures familiales provoquées par les décès, divorces, provoquant un échec scolaire ou un retrait précoce de l'environnement familial, violences (viol, maltraitance, confiage[63], mariage forcé). Ces vécus traumatiques les ont conduites à se tourner vers la rue ou les pairs, et à adopter un style de vie marqué par l'usage de substances pychoactives.

Ces souffrances les ont conduites à se rebeller ou à défier l'autorité parentale ou du tuteur. Elles ont conduit à des situations de vulnérabilité et de prise de risque (délinquance, consommation de drogues) et à l'adoption de stratégies pour s'en sortir (travail dans les milieux festifs, prostitution…). On retrouve l'enchainement de ces événements dans la plupart des trajectoires.

Dans certains récits, l'adoption précoce d'un comportement marginal, voire de formes de délinquance juvénile, inclut l'utilisation des drogues. Dans ces histoires, l'entrée dans la consommation de drogue prends deux sens : elle vient renforcer une défiance et/ou aide à faire face à une souffrance. Nous allons voir comment ces douleurs sont exprimées dans les récits et mises en corrélation avec l'engagement dans une trajectoire d'usage de drogues à travers deux brefs récits d'entrée dans la consommation : ceux de Dior et Dibor.

Dior, à la marge dès la naissance

Dior est née à Rebeuss, non loin du centre-ville de Dakar. Elle grandit dans les quartiers populaires de Malick Sy et de la Médina, au cœur de Dakar. Elle est ce qu'on appelle une « enfant naturelle », issue d'une union hors mariage entre une travailleuse du sexe et un homme rencontré dans ce milieu. Quelques mois après sa naissance, elle est confiée à une femme qu'elle considère comme sa grand-mère, bien qu'aucun lien de parenté ne les unisse.

Selon ses propres mots, sa mère « sortait » (euphémisme désignant le travail sexuel), et c'est dans ce contexte qu'elle a connu son père. Ce dernier, confronté à des tensions familiales, confie Dior à son homonyme, qui elle-même la remet à sa propre mère. C'est cette dernière qui l'élèvera. Dior insiste sur l'amour que lui porte cette femme, tout en précisant qu'elle n'est pas sa

---

63 Forme traditionnelle de solidarité familiale pratiquée dans les sociétés d'Afrique sub-saharienne. Elle consiste en la séparation entre un enfant et sa famille biologique (Vandermeersch, 2000).

grand-mère biologique : « Sa fille, c'est la copine d'un ami à mon père », précise-t-elle.

Dior va grandir avec cette grand-mère qui va assurer son éducation. Mais sa tutrice perd sa maison saisie par la justice pour éponger une dette contractée par son mari, et elles se retrouvent dans une situation de précarité financière extrême. Dior ne peut poursuivre ses études, faute de moyens, et commence à adopter des comportements marginaux dès l'âge de 13 ans.

> *« Ma grand-mère avait le rhumatisme, quand elle me donnait 150 francs pour que j'achète deux Sédaspirine à Keur Serigne bi, je vais là-bas et je vole une grosse (boite) de Sédaspirine, quand je rentre avec ça elle est contente, et moi aussi ça me faisait plaisir qu'elle soit contente de ça. Un jour, il y avait le film de Mangala au cinéma, ma grand-mère m'a amenée là-bas pour le suivre, j'ai vu des enfants de mon âge là-bas qui sont des* fakkman[64]*, donc j'ai commencé à les fréquenter. Il y avait d'autres amis qui buvaient de l'alcool et moi aussi parfois je goûtais un peu. Mais par la suite j'ai arrêté l'alcool parce que ça ne me plaisait pas mais j'avais continué quand même à fumer la cigarette et le yàmbaa. (...) C'est à partir de là que j'ai commencé à fuguer, parfois je suis à Pikine, parfois à Guinaw-Rail, j'étais avec des bandits, j'étais très jeune mais je volais dans les télécentres et tout. (...). Donc avec ça, ma mère était très en colère d'avoir appris que je vole. Lorsqu'elle venait chez nous (...), et qu'elle voulait me reprendre, celle-ci l'en empêchait (..). Donc par la suite j'ai commencé la fugue en allant à Pikine et autre. Il y a même une fois où on m'a publiée dans le journal Le Soleil, la police de Pikine a fini par me retrouver et me ramener chez moi. Mais je me suis enfuie encore... ».*

À 14 ans, Dior est arrêtée par la police avec d'autres mineures pour prostitution. Au comissariat, elles expliquent qu'elles ont fui leur famille et vivent à Colobane :

> *« Arrivées à la police, on nous a demandé si on vivait avec nos parents, nous leur avons expliqué qu'on a pris*

[64] Terme émique qui désigne un délinquant.

la fuite et on est à Colobane. Ils nous ont demandé si nous avons des paires qui restent là-bas, on a dit oui. A cette époque leur véhicule était celui qui transporte actuellement les moutons, il y en avait sept en plus de celui du commissaire. Quand on est arrivé là-bas, on a chargé tous les véhicules pleinement. Il y avait un vieil handicapé qui nous avait hébergées, on l'a enfermé pour deux ans, la vieille dame aussi deux ans. Nous logions chez eux, et après avoir travaillé, on leur donne de l'argent. Le vieux aussi nous exploitait car non seulement on lui versait de l'argent, mais aussi il couchait avec nous car c'est lui qui nous a hébergées ».

Dior est incarcérée pendant quatre mois dans une prison pour mineures. À sa sortie, elle reprend le même mode de vie. Vers 18 ans, elle fuit en Gambie pour échapper à la police, et vit avec un compagnon impliqué dans un vol d'argent et d'or.

Tout au long de son récit, Dior évoque l'amour que lui portent sa mère et sa grand-mère. Mais ce qui semble l'avoir le plus marquée, c'est l'absence de son père. Cette figure paternelle manquante laisse un vide profond.

Le parcours de Dior illustre une dynamique souvent observée dans les trajectoires de femmes en situation de vulnérabilité : le confiage, lorsqu'il s'accompagne d'un éloignement de la configuration familiale d'origine, peut engendrer des bouleversements majeurs. Comme le montrent certaines études sur le confiage au Sénégal (Vandermeersch, 2000), cette pratique, bien que culturellement ancrée, peut avoir des conséquences sur l'éducation, l'insertion sociale et la santé mentale des enfants confiés. Certaines femmes relatent des expériences de maltraitance ou de viol dans leurs familles d'accueil, les poussant à fuir et à se réinventer une vie en marge de la société.

Dibor, une vie amoureuse difficile

Née en 1961 à Wagouniaye 2, un quartier de Dakar, Dibor grandit dans une famille qu'elle qualifie de noble, imprégnée de valeurs conservatrices et d'un fort attachement aux hiérarchies sociales, notamment celles liées aux castes. Elle fréquente des établissements réputés du Sénégal, dans un parcours scolaire prometteur. Mais au moment de préparer le BFEM, elle tombe enceinte. Ceci l'oblige à interrompre ses études et marque le début d'une série de ruptures, tant affectives que sociales.

Son père, très attaché aux normes lignagères et aux logiques de pureté sociale, refuse catégoriquement de la marier au père de son enfant. Ce dernier est issu d'une caste artisanale, celle des forgerons, jugée incompatible avec le statut de la famille. Dibor exprime avec beaucoup d'émotions la douleur que provoque cette interdiction :

> *« Je n'ai jamais été mariée. Mon père croyait beaucoup aux castes. (...) C'est ce gars que j'aimais... C'est ce gars que j'aimais. (...) Je suis issue d'une bonne famille. (...) Nous sommes des Saloum-Saloum. Ma mère a été mariée dans notre famille et je suis née dans les liens du mariage, voilà ».*

La grossesse hors mariage, dans un contexte où la filiation légitime est centrale, est vécue comme une transgression majeure. Elle ne correspond ni aux attentes familiales ni aux normes de reproduction sociale. L'impossibilité de vivre avec l'homme qu'elle aime, combinée à la colère de son père, provoque chez Dibor un sentiment d'exclusion et de honte :

> *« Mon père m'aimait beaucoup, il m'avait mise dans une école privée et il me donnait tout ce que je lui demandais, donc quand je suis tombée enceinte il est devenu très fâché contre moi. (...) Le père de mon enfant voulait me marier et mes parents ont refusé à cause des problèmes de castes. Ils ont dit que le gars est un forgeron et il ne faut jamais gâter la dignité de la famille. C'est ça qui m'a mise en colère et j'ai commencé à fumer la cigarette, le chanvre indien, à boire de l'alcool ».*

La rupture avec les attentes familiales et l'impossibilité de faire valoir son choix amoureux conduisent Dibor à une forme de désengagement social. Elle entre dans une trajectoire d'usage de drogues, qu'elle décrit comme une manière de fuir la douleur et de noyer son chagrin :

> *« Donc la nuit quand toute la famille se couchait déjà, je commençais à me droguer. Je l'ai fait pendant longtemps et finalement j'ai commencé à le faire la journée mais je le faisais toujours en dehors de la maison, et pendant la nuit je rentrais ».*

Le récit de vie de Dibor évoque à la base une histoire d'amour rendue impossible par l'opposition de ses parents. Dans plusieurs trajectoires féminines, la famille apparaît comme le premier lieu de socialisation, mais aussi comme un espace de tension, où les conflits peuvent générer des ruptures. L'entrée dans l'addiction peut alors constituer une forme de refuge, une tentative de recomposition identitaire face à une réalité familiale devenue insoutenable.

Il convient toutefois de nuancer : toutes les trajectoires ne sont pas marquées par des conflits familiaux. Comme je l'ai évoqué dans les chapitres précédents, certaines femmes évoquent des initiations aux drogues survenues de manière inattendue, souvent par mimétisme ou par curiosité, sans lien direct avec des blessures affectives.

Les contextes sociaux favorables à la consommation

Les données recueillies montrent plusieurs situations dans lesquelles les consommations se déclenchent et se développent. Trois facteurs contextuels émergent des récits recueillis : le milieu de vie, le milieu festif et touristique, la mobilité. Certains de ces contextes favorables peuvent s'entrecroiser dans une même trajectoire. L'usage des différents produits consommés (héroïne, cocaïne mais aussi cannabis et alcool…) se développe souvent à partir des mêmes facteurs liés à l'environnement social.

Le milieu de vie

L'entourage familial de certaines femmes les a amenées à consommer des drogues. Trois types d'influence émanent des trajectoires biographiques : le fait qu'un des membres de la famille soit usager (père, frère), la présence d'un dealer dans l'environnement immédiat, l'influence des pairs. Certaines ont grandi dans le milieu du *deal,* des espaces où la drogue circulait librement.

> Diery, par exemple, raconte que son oncle vendait des stupéfiants dans la cour familiale. Elle est rapidement impliquée dans la gestion de la marchandise. Elle explique qu'elle gardait les paquets de drogues de son oncle et, lorsqu'elle en avait envie, prélevait discrètement sa dose :

« La drogue était vendue dans notre maison. Tous les garçons fréquentaient là-bas. Les gens venaient acheter, fumer, parfois on volait de la drogue pour la vendre (...) [dans notre maison], on y vendait du brown, de la cocaïne, du yàmbaa, et tout. Mon père travaillait comme menuisier dans la maison. (...). En fait il y a leur copain qui habitait à la maison, c'est un frère à mon père (...). Lui aussi était un junkie, il est mort à Fann. Mon père aussi était tout le temps avec eux jusqu'à finir par entrer dans la consommation lui aussi (...) Les marchandises de mon oncle c'est moi qui les gardais, donc parfois si j'ai envie de fumer, je prends une lame et je coupe une partie dans chaque paquet et je les remballe correctement jusqu'à avoir ma dose de drogue, mais tout en me cachant dans les toilettes ».

La consommation du père devient source de violence et de désintégration familiale. Diery évoque les crises provoquées par le manque, les disputes avec sa mère, les agressions physiques. Elle raconte avoir dû appeler un dealer pour obtenir du crack afin de calmer son père, ce qui montre à quel point les drogues structurent les relations familiales.

« Il en prend toujours. Avant-hier même il créait des histoires à ma mère car il dit que c'est elle qui a confisqué son xeer. (...) Ce jour-là j'ai appelé le dealer qui s'appelle J. et je lui ai expliqué le problème de mon père et je lui ai demandé de faire quelque chose pour qu'il se calme, par la suite J. m'a donné un xeer que j'ai remis à mon père et il s'est enfin calmé. [Cette situation] C'est extrêmement difficile, d'ailleurs j'ai un petit frère qui a quitté la maison à cause de la colère de mon père. (...) Les deux autres sont peut-être chez leurs copains, ils disent qu'ils ne peuvent pas digérer le comportement de mon père à l'égard de ma mère. Mon père brutalise ma mère jusqu'à la rue, parfois quand ma mère part pour travailler il la poursuit jusqu'à la rue pour lui créer des histoires, mais après avoir fumé, c'est comme si ce n'était pas lui qui faisait tout ça. C'est dur mais... c'est dur en tout cas. Et quand il fait ça à ma mère, tous mes petits frères pleurent, c'est moi qui me maitrise un peu et je sors de la maison (...), après être calmée, je retourne à la maison ».

Diery souffre de cette situation, pourtant cela ne l'a pas empêchée de s'engager dans la prise de psychotropes. Son récit illustre un certain déterminisme du milieu par la proximité avec les produits et la banalisation de leur usage. D'autres récits confirment cette dynamique. Lika, 32 ans, raconte que c'est un voisin qui vendait de la drogue dans leur quartier. Elle et son frère commencent à consommer ensemble, jusqu'à ce que ce dernier décède des suites de son addiction.

> *« Un jour, mes amis sont venus chez moi, on a acheté une dose et on l'a consommée. C'est à partir de ce moment-là que j'ai eu l'habitude de me droguer. D'ailleurs mon frère est mort à cause de la drogue, ça fait maintenant deux ans ».* Lika, 32 ans.

Ouleye, 51 ans, évoque une fratrie marquée par la proximité générationnelle et la consommation. Elle explique que c'est à cause de l'un de ses frères qu'elle découvre la drogue. L'autre frère, quant à lui, consomme de l'alcool frelaté, très répandu dans leur quartier de Baobab. Elle décrit une vie familiale chaotique, faite de stress et de ruptures, jusqu'au décès de ses deux frères. Elle insiste sur la difficulté de vivre avec une personne dépendante à l'héroïne :

> *« Ça a été des moments très difficiles et ça a créé un chaos, de grandes déchirures dans la cellule familiale. Parce que vous savez, une personne dépendante de l'héroïne, vivre avec ce n'est pas quelque chose de facile, donc ça a été très mouvementé avec plein de rebonds, beaucoup de stress et finalement ils sont décédés ».* Ouleye, 51 ans.

Le milieu festif et touristique

Pour de nombreuses femmes, les consommations prennent corps dans le milieu festif et/ou touristique. Ces deux univers sont imbriqués et marqués par une ambiance de convivialité. Certaines femmes évoquent leur entrée dans l'usage de drogues à travers leur activité professionnelle : travailleuses du sexe, serveuses dans les bars ou les restaurants, elles sont exposées à des environnements nocturnes où la consommation est normalisée. Les boîtes de nuit, les soirées privées et les fêtes entre pairs deviennent des lieux d'expérimentation, où l'alcool, le haschich, la cocaïne ou le *yàmbaa* circulent librement. La consommation de drogues apparait ainsi comme une pratique de fête. Par exemple, Soukeye raconte que sa première prise de drogue s'est faite dans une soirée privée qu'elle avait elle-même contribué à organiser. Elle y consomme successivement du haschich, de l'herbe, de la cocaïne et de l'alcool. Elle décrit un contexte festif entre amis, mais aussi un moment de vulnérabilité personnelle où la consommation de drogues lui a permis de se sentir soulagée.

> *« On était entre bandes de copains et copines dans une soirée, dans une maison (...). C'était l'anniversaire du meilleur ami de mon copain. Il y a des problèmes parfois qui vous submergent et qui vous versent dans la consommation de la drogue. J'étais seule et sans aide après le décès de mes parents, le viol aussi, tous ces événements m'ont bousculée. (...) Bon, j'étais un peu allumée, mais je me suis sentie bien. J'étais tranquille, contente quand j'ai sniffé. [Je l'ai consommée pour] le fait (...) d'oublier, de penser à autre chose, voilà quoi, de ne pas être triste, de ne plus penser à des problèmes ».*
> Soukeye, 43 ans.

Dans ces moments festifs, les drogues agissent comme un moyen d'évasion. Elles permettent de suspendre temporairement les tensions du quotidien, de créer une forme de communion entre les participants. Les fêtes deviennent des espaces de transgression des normes, mais aussi de régulation émotionnelle. Comme le soulignent Trilles et Thiandoum (2003) : « *L'état de transe implique donc la création d'un lien social et collectif en rapport avec une culture* ». La consommation dans ces contextes participe à cette dynamique de partage et d'appartenance.

Cependant, toutes les femmes ne s'engagent pas dans une trajectoire addictive. Certaines consomment de manière occasionnelle, dans un cadre festif bien délimité. La consommation est conditionnée par la disponibilité financière ou par la présence d'un événement particulier. Ces récits montrent que le milieu festif peut être à la fois un espace de consommation régulée mais aussi un espace de sociabilité, de reconstruction temporaire, voire de résistance face à des réalités sociales difficiles.

La mobilité

Les récits de vie recueillis tracent un lien entre la consommation de drogues et la mobilité. Certaines femmes ont commencé à utiliser les drogues injectables dans les pays étrangers, notamment en Europe. Parmi les pays européens dans lesquels ces femmes ont transité figurent l'Italie, l'Espagne et la France. Ce lien a déjà été montré par l'enquête UDSEN en 2011 à Dakar, qui concluait que la consommation de drogue s'est diffusée dans cette région à partir de consommateurs ayant fait un séjour en Europe ou d'Européens de passage au Sénégal (Leprêtre et al., 2015). Dans nos données, différents parcours individuels donnent à observer ce fait. Certaines femmes se sont engagées dans la consommation en Europe, et ont été expulsées de leur pays d'accueil à cause de leur addiction ; d'autres déclarent avoir établi les liens qui les ont poussées à consommer une fois au Sénégal à leur retour d'Europe ; d'autres parlent de la présence d'un partenaire européen déterminant dans la trajectoire de consommation, comme dans le cas de Coura (voir plus haut).

Les femmes qui ont été rencontrées dans les milieux touristiques entretiennent généralement des liens marqués par l'usage de drogues avec des étrangers ou des personnes d'origine étrangère (Européens, Libanais). Qu'ils soient petit ami, mari, ami, ils peuvent ne pas être consommateurs eux-mêmes mais ils ont parfois financé de manière indirecte la consommation de ces femmes. Les femmes sont également mobiles du fait de leur trajectoire professionnelle (travailleuses du sexe, serveuses). Les déplacements sont fréquents le long des côtes à travers les stations balnéaires (Saly, La Somone, les iles du Saloum, la Gambie, Cap Skirring) et sont ponctués de consommation de drogues et de découvertes de nouveaux produits.

CONCLUSION. DES PRATIQUES SITUEES DANS DES CONTEXTES DE VIES PLURIELS

L'analyse des pratiques féminines de consommation de drogues révèle qu'au-delà des approches morales, médicales ou sanitaires, ces usages s'inscrivent dans des contextes de vie pluriels et situés. Les femmes consomment une diversité de substances psychoactives : héroïne, cocaïne/crack, cannabis, alcool, tramadol, pions, souvent en polyconsommation. La cocaïne/crack ressort comme la substance la plus répandue, notamment à Dakar et à Mbour. L'administration des produits (surtout fumés, inhalés) repose rarement sur l'injection, qui expose les quelques personnes qui la pratiquent à des risques accrus d'infection par le VIH et le VHC, notamment via le partage de matériel ou la médiation d'un tiers. Les données confirment la prédominance du crack et des opioïdes comme le tramadol chez les femmes, ainsi que la rareté de l'injection, un trait partagé avec d'autres pays d'Afrique de l'Ouest (PARECO, 2019).

Les trajectoires féminines liées à l'usage de drogues ne peuvent être comprises sans prendre en compte la pluralité des contextes dans lesquels elles s'inscrivent. Les récits recueillis montrent que la consommation ne relève pas d'un acte isolé, mais d'un enchevêtrement de facteurs sociaux, affectifs, économiques et culturels. L'usage est souvent contextualisé, et parfois même ritualisé.

La famille, premier lieu de socialisation, joue un rôle ambivalent : elle peut être un espace de protection mais aussi de tension. Le confiage, les conflits autour des castes, les violences intrafamiliales ou la consommation de drogues par les proches sont autant de facteurs favorables à la consommation. À l'inverse, certaines figures familiales, souvent des mères ou des grand-mères, apparaissent comme des repères affectifs importants, même lorsque les liens sont distendus.

Le milieu festif et touristique offre des occasions de consommation dans un cadre perçu comme convivial, libéré des normes, mais aussi propice à l'évasion et à la gestion des douleurs émotionnelles. La fête devient un espace de transgression, mais aussi de recomposition identitaire.

La mobilité, notamment transnationale, joue également un rôle central. Les séjours en Europe, les relations avec des partenaires étrangers, les déplacements le long des côtes sénégalaises ou en Gambie sont autant de moments où les femmes découvrent de nouveaux produits, établissent des liens sociaux marqués par la consommation. Le lien entre consommations et mobilité transnationale montre que la culture de la drogue est internationale - ce qui est dû en partie à la prohibition, mais aussi à la façon dont les consommations de drogues sont investies et la maniére dont ces significations circulent d'un contient à l'autre, portées en partie par des UD qui ont été initiés à la consommation en Occident.

Pour comprendre les parcours des femmes, il faut aussi interroger les dispositifs d'accompagnement et les politiques de RDR.

CHAPITRE 5
LE RAPPORT DES FEMMES AUX SOINS

Ce chapitre aborde l'impact de la vulnérabilité sociale, de la stigmatisation et des pratiques de consommation sur la santé des femmes UD. Le chapitre 3 a mis en évidence la diversité des profils socio-démographiques de ces femmes, en contraste avec la manière uniforme dont les institutions les abordent. C'est en tenant compte de cette diversité – notamment celle de leurs besoins de santé spécifiques – que l'on peut évaluer dans quelle mesure elles disposent réellement d'une possibilité d'accéder à des soins adéquats, malgré les inégalités de genre en matière de santé. Dans cette perspective, le concept d'intersectionnalité est central pour analyser comment les identités sociales de femme et d'UD se croisent dans différents contextes, révélant des systèmes d'inégalités structurelles imbriquées. L'approche intersectionnelle permet aussi d'aborder les disparités de comportement en matière de santé (Davis, 2015).

Partout dans le monde, les besoins socio-sanitaires spécifiques des femmes UD sont peu pris en compte, les programmes de RDR restant majoritairement conçus pour des hommes (Dupertuis, 2006 ; Simmat-Durand, 2009a). Une note conjointe de l'ONUDC, l'Agence des Nations Unies consacrée à l'égalité des sexes et l'autonomisation des femmes (ONU-Femmes), l'OMS et du Réseau international des usagers de drogues (International Network of People who Use Drugs, INPUD) souligne que l'accès au traitement pour les femmes UD pourrait s'améliorer si les services de RDR étaient étendus à tous leurs profils (ONUDC 2014), en levant les obstacles à l'entrée et en proposant des services ciblés. Un plaidoyer du réseau international des femmes usagères de drogues (International Network of Woman Who Use Drugs (Réseau international des femmes usagères de drogues, INWUD) et de l'INPUD rappelle que même là où la RDR existe, l'accès reste plus difficile pour les femmes, et appelle à adapter les services à leurs besoins spécifiques : soins gynécologiques, infections sexuellement transmises, personnel féminin, horaires réservés, garde d'enfants, etc. (INWUD et INPUD, 2016).

Au Sénégal, avant le démarrage des activités de RDR, une enquête sur les besoins de soins médicaux des UD montrait que les femmes avaient autant que les hommes des demandes d'accompagnement pour sortir de l'addiction, mais aussi spécifiquement des besoins en gynécologie et santé de la reproduction, soins dentaires et psychologiques, et soutien social (Clouzeau, 2014).

Après plus de cinq ans d'intégration des politiques de RDR au Sénégal, les femmes sont encore peu nombreuses au CEPIAD : est-ce dû à des difficultés d'accès ? Leurs besoins sont-ils suffisamment pris en charge, en incluant les aspects sanitaires et psychosociaux ? Dans ce chapitre, nous abordons les perceptions des femmes à propos de la prise en charge au CEPIAD ainsi que les besoins qu'elles perçoivent et les attentes qu'elles expriment, en prenant en compte leurs profils.

LES PERCEPTIONS DE LA PRISE EN CHARGE AU CEPIAD

L'objectif principal du CEPIAD est d'offrir une prise en charge aux personnes dépendantes de drogues (ou substances psychoactives). L'approche combine les soins, la RDR et les activités d'intégration ou de convivialité (qui comprennent au moment de l'enquête : micro-jardinage, art thérapie, causeries, repas communautaire, production de savon, teinture, activités de couture). L'offre de soins comprend la prise en charge addictologique somatique et psychiatrique des addictions, le traitement de substitution aux opiacés par méthadone, le conseil et le dépistage concernant les pathologies en lien avec la consommation de drogues. Pour la clarté de l'analyse, nous classons les perceptions des femmes concernant la prise en charge comme positives et négatives, avant de discuter ces perceptions et les besoins qu'elles révèlent.

Appréciations positives

Les propos et récits recueillis auprès des femmes au CEPIAD montrent qu'elles apprécient globalement l'offre de soins (méthadone, sensibilisation, activités d'autonomisation, initiatives à l'endroit des femmes).

Concernant le traitement de substitution, la méthadone est perçue comme un « traitement miracle », « la solution » pour se sevrer de l'héroïne selon les expressions qu'elles utilisent. La plupart des femmes inscrites dans le programme avaient tenté plusieurs sevrages sans succès par diverses méthodes (hospitalisation en psychiatrie, voyage pour s'éloigner du milieu des UD, recours à des marabouts, etc.) avant l'arrivée du CEPIAD. Les femmes qui s'expriment prennent de la méthadone depuis 4 ans en moyenne :

> *« J'ai essayé toutes sortes de choses pour sortir de l'addiction en vain. (...) Mais depuis que j'ai commencé à utiliser la méthadone, franchement je rends grâce à Dieu. Vraiment je ne fais plus les mauvaises choses que je faisais avant. Quand je me réveille le matin, je prends un véhicule pour venir à Fann, après je rentre directement chez moi. C'est vraiment un miracle ».* Nini, 29 ans

> *« Oui, ma mère m'amenait parfois dans un hôpital et on m'internait là-bas (...) Au moins six fois. Il y a l'hôpital Fann, Thiaroye, Dallal Khél etc. Mais dans ces hôpitaux, on me donnait des médicaments pour les malades mentaux, avec ça tu deviens comme un robot, en ce moment on ne savait pas que seule la méthadone était la solution (...). Ma mère m'a amenée vers beaucoup de grands marabouts. J'ai rencontré Serigne B., Serigne A, le Marabout des Layènes, Serigne M, mais tout ça n'a abouti à rien (...), c'est uniquement la méthadone qui m'a permis d'arrêter mais sinon rien d'autre ».* Sokhna, 50 ans

Les femmes ont également exprimé des appréciations positives à propos des activités de convivialité qui leur permettent de pouvoir être connectées avec leurs pairs, de discuter, de s'informer et surtout de s'occuper pour amoindrir les risques de reprise de la consommation de drogues :

« En tout cas l'activité de convivialité, je ne sais pas pour les autres, mais c'est très intéressant pour moi, parce qu'au début, quand je terminais mes rendez-vous, je sortais du centre pour aller régler ma drogue. Mais depuis que l'activité est instaurée, puisqu'il y a le 'batik' (teinture), le micro-jardinage, il y a quatre ou cinq activités... (...) Donc par la suite j'ai choisi le batik et ça m'a intéressée et c'est quelque chose que je connaissais un peu avant, c'est à ce moment que je me suis engagée. (...) Elles (les activités) m'ont permis d'arrêter la sortie (prostitution) et c'est vraiment important pour nous, parce que même si on n'a pas quelque chose à faire on s'occupe et ça permet en même temps de diminuer l'addiction ». Amy, 38 ans

La prise en charge somatique (dépistage et traitement des comorbidités) est appréciée positivement par les femmes car ces aspects ont permis à certaines d'entre elles de connaitre leur statut sérologique concernant diverses pathologies, mais aussi de faire partie de projets de recherche (Treatment Africa Hepatitis C (TAC)[65] , CODISEN) par lesquels elles ont eu accès à un traitement innovant et gratuit. Pour l'hépatite C par exemple, ce traitement n'était pas disponible pour la population générale au Sénégal :

« J'ai découvert que j'ai l'hépatite C à l'entrée dans le programme méthadone. (...) Donc un beau jour on m'a fait comprendre que j'ai été sélectionnée pour faire partie du TAC, que j'avais les possibilités de me faire prendre en charge pour qu'on me soigne mon hépatite. (...) c'était des médicaments assez lourds, (...) mais ça en valait le coup parce que l'hépatite C est assez chère à soigner et je sais que jamais je n'aurais eu les moyens de me soigner, ça je le sais ». Bintou, 59 ans

Cette satisfaction en ce qui concerne l'offre au CEPIAD se traduit à plusieurs niveaux dans la trajectoire de vie des femmes. La méthadone a eu des effets positifs, comme par exemple une diminution ou un arrêt de la consommation d'héroïne, même s'il

---

[65] TAC ANRS 12311, projet de recherche financé par l'ANRS, évaluait des traitements antiviraux oraux contre l'hépatite C au Sénégal, au Cameroun et en Côte d'Ivoire.

subsiste une addiction à d'autres produits. Les effets du traitement ont également conduit à une sortie de la prostitution pour certaines et/ ou une resocialisation (retour en famille, remariage, etc.)

> *« Depuis que j'ai commencé à utiliser la méthadone, des fois quand même je continuais à sortir (prostitution) un peu car j'avais besoin de me nourrir, de m'habiller, et je n'avais pas quelqu'un pour m'assurer tout ça. Donc je sortais un peu jusqu'à ce que je rencontre mon mari ici au CEPIAD. Quand on a commencé notre relation, j'ai décidé d'arrêter tout ça ».* Dior, 35 ans

> *« ... Ça m'a gâché toutes les belles années de ma vie, donc depuis que j'ai arrêté je me sens stable, épanouie, et bien avec ma famille et tout le monde ».* Sokhna, 50 ans

Les femmes apprécient également les consultations gynécologiques qui ont été initiées à travers le projet CODISEN et une convention établie par le CEPIAD et la clinique mobile d'ENDA Santé. Ces consultations leur ont permis d'accéder à certains examens gynécologiques (dépistage des IST et du cancer du col de l'utérus, échographie).

Appréciations négatives

Les femmes déplorent certains aspects de la prise en charge : un traitement insuffisamment dosé et peu sûr, le manque d'activités spécifiques aux femmes, l'incertitude concernant la sortie du traitement, la composition de l'équipe de terrain dont les membres sont âgés, le déroulement des activités de convivialité, les limites des soins gynécologiques, et l'absence de disponibilité ou de gratuité des médicaments.

Certaines femmes ont avoué avoir consommé de l'héroïne en même temps que la méthadone au début de leur traitement de substitution parce que les doses de méthadone qu'on leur avait prescrites n'étaient pas suffisantes pour gérer l'état de manque[66]. D'autres ont des réserves par rapport à la méthadone :

---

[66] Voir note de bas de page 39

> *« J'ai peur de la métha, je ne veux pas qu'elle me conduise dans une dimension supérieure à celle où je suis en ce moment. Après j'ai entendu des informations sur la méthadone qui ne me rassurent pas. (...) J'ai entendu les gens dire que c'est comme une autre drogue et j'ai peur de le prendre...c'est tout (...). Il faut aussi donner beaucoup plus d'informations sur la méthadone parce que si les gens ne sont pas convaincus que c'est mieux que la drogue qu'ils prennent ils ne vont jamais adhérer ».* Daba, 46 ans

L'incertitude concernant la sortie du traitement de substitution est une préoccupation partagée par les femmes qui ont cessé de consommer l'héroïne. Après quelques années de traitement de substitution, certaines femmes se perçoivent dépendantes de la méthadone et réclament une diminution progressive de leur dose en vue de sortir du programme.

Quelques femmes ont émis des critiques négatives envers la sélection des médiatrices dans les équipes de terrain (outreach), qu'elles considèrent comme trop âgées pour atteindre les femmes les plus jeunes et les moins accessibles.

> *« Si on nous prenait, nous qui étions dans la rue avec ces femmes-là, et qu'on nous insère dans leur groupe, je pense qu'on pourrait les attirer [d'autres UD cachées] au niveau du centre. (...) Parce qu'aujourd'hui, si tu vas vers elles et qu'elles ne te connaissent pas, elles n'accepteront pas de te parler de leur vie privée, mais si on nous envoie, elles auront le courage de nous écouter et de nous parler. (...) Nous ne fréquentions pas le même milieu que ces femmes-là [parle des médiatrices]. La preuve en est que leurs copines sont presque toutes décédées et celles qui sont toujours vivantes sont vieilles maintenant, et pourtant les jeunes usagères sont nombreuses dans la rue et il faut y aller avec des jeunes comme elles. Cependant, elles fument beaucoup plus la cocaïne que l'héroïne ».* Dior, 35 ans

Les femmes déplorent également que les activités de convivialité ne se déroulent pas comme prévu au début du programme à cause des difficultés de financement. Leur organisation est encore plus difficile depuis 2019, quand elles ont dû se replier dans une partie réduite du bâtiment du CEPIAD à cause de sa détèrioration ; les activités d'informatique et d'alphabétisation, par exemple, ont été interrompues. En matière de soin, les femmes regrettent que les médicaments ne soient plus pris en charge, notamment ceux prescrits lors des consultations gynécologiques.

> *« J'ai fait la visite, on m'a prescrit une ordonnance et des analyses à faire, ils ont pris l'ordonnance disant qu'ils allaient acheter les médicaments, on était nombreuses à attendre nos médicaments, après ils nous ont fait comprendre qu'on allait les acheter... jusqu'à présent rien ».* Bintou, 59 ans

Les femmes médiatrices qui ont invité des femmes UD à venir aux consultations ouvertes dans le cadre du projet CODISEN[67] se sont senties décrédibilisées. Ces consultations avaient permis de dépister des cancers du col de l'utérus et de diagnostiquer certaines maladies (fibromes, kystes) mais pas de prendre en charge les interventions chirurgicales nécessaires. De plus, les besoins se sont révélés plus larges, relevant de la Santé Sexuelle et Reproductive, incluant la planification familiale et la préparation à la procréation, une sensibilisation sur le thème : « Avoir un enfant quand on a été dépendante », et des informations sur les problèmes liés aux grossesses tardives et à la ménopause.

Les femmes ont également émis des critiques à propos du respect de la confidentialité au CEPIAD (cf. chapitre 4 sur la stigmatisation). Certaines craignent un relâchement à propos de la confidentialité dans la manière de gérer les dossiers des patients. Quelques femmes ont peur que leur statut sérologique soit connu des stagiaires qui passent dans le centre ; d'autres craignent que l'information « fuite » par les médias.

> *« On a entendu dire qu'on montre les junkies qui sont là-bas à la radio et à la télé et on ne veut pas que notre histoire soit connue de nos enfants, ni de nos familles. On a peur de se dévoiler. On ne veut pas qu'on nous amène à la télé ni à la radio. Par exemple, tout ce qu'on s'est dit ici, si tu l'amènes à la radio ou à la télé c'est facile pour quelqu'un qui me connait de reconnaitre ma voix et*

[67] Le projet est explicité dans la note 54

c'est surtout pour cela que les filles ont peur ». Daba, 46 ans

Les discussions auprès des femmes montrent des appréciations positives et des appréciations négatives par rapport à l'offre de prise en charge. A travers ces quelques propos, nous pouvons voir que le dispositif a eu un effet positif sur la vie des femmes, en leur permettant d'amorcer une resocialisation. Les appréciations montrent également que les points à améliorer concernent particulièrement les activités sociales spécifiques aux femmes, les consultations gynécologiques et la gestion de la confidentialité. Les femmes ont besoin d'être rassurées sur le fait que le dispositif mis en place respecte leur vie privée, ce qui améliorerait les recours des femmes UD.

Inscription dans les rapports des femmes avec le CEPIAD

La littérature en santé publique montre que les besoins qu'expriment des patients vis-à-vis d'un service de santé sont définis par leurs perceptions du service, en particulier des objectifs et des limites de son intervention. Les appréciations des femmes vis-à-vis du CEPIAD renvoient à plusieurs dimensions du dispositif qui ne sont pas toutes spécifiques aux femmes, telles que : la *guérison* de l'addiction et le rôle de la méthadone ; les *activités* du CEPIAD proposées aux femmes UD prises en charge ; l'absence de prise en charge financière des médicaments ; l'empilement des stigmates.

Concernant la guérison de l'addiction et le rôle de la méthadone, l'addiction pose le défi de l'absence de guérison perçue. Plutôt que rendre abstinent, le traitement par méthadone conduit à changer de produit en restant dans une forme d'addiction. Les femmes qui commencent par percevoir la méthadone comme un produit miraculeux « déchantent » avant de comprendre qu'il faut passer par des paliers de sortie de la dépendance. La méthadone a des limites : elle ne traite que la dépendance aux opiacés, pas les autres dépendances ; son dosage est difficile à ajuster et doit être constamment réadapté, d'où les consommations parallèles ; elle génère une dépendance similaire à celle de l'héroïne mais dans un cadre sécurisé et légal dans un objectif de réinsertion sociale, avant l'interruption du TSO, ce qui n'est pas toujours compris ni facile à implémenter.

Les activités proposées aux femmes ont des fonctions multiples : psychologiques (créer de nouveaux centres d'intérêt loin de la drogue et montrer aux patients qu'ils sont capables de faire des choses, renforcer l'estime de soi), sociales (créer des interactions), à visée de réinsertion sociale (donner des compétences qui peuvent être utilisées hors du CEPIAD). Les critiques des femmes portent d'une part sur les limites du CEPIAD qui n'a pas pu, faute de moyens, poursuivre les activités initialement prévues et annoncées à partir de 2015, d'autre part sur la faible capacité de ces activités à assurer une réinsertion. Une formation pour l'accompagnement vers la réinsertion professionnelle avait été initiée en 2018 pour les patients du CEPIAD mais n'a pas eu d'impact majeur sur la demande de réinsertion. Cela montre les limites d'un dispositif médical à assurer une fonction socio-économique dans un contexte où il existe très peu de possibilités d'emploi.

L'absence de prise en charge financière des traitements des pathologies dépistées est une limite liée à l'incapacité des dispositifs et services spécifiques à faire face aux besoins de santé globaux des personnes. Ce problème structurel a été largement exploré auprès des personnes vivant avec le VIH pour qui, même lorsque les ARV sont fournis gratuitement, l'ensemble des traitements liés à d'autres pathologies représente un coût élevé, susceptible de remettre en question le sens du dépistage de ces pathologies. Cette question dépend de l'organisation verticale des services et de la disponibilité des financements internationaux par population spécifique, un problème qui ne peut être résolu que par un autre mode de financement de la santé (comme la Couverture Médicale Universelle).

Concernant « l'empilement des stigmates », le CEPIAD cherche, au-delà du traitement des addictions, à réduire la vulnérabilité sociale des UD et à promouvoir un environnement favorable à la santé par une prise en charge intégrée. Il adopte une approche syndémique, prenant en compte l'interaction constante entre consommation de drogues, contextes sociaux, VIH, hépatites et stigmatisation. Cependant, ce type de service peut aussi perpétuer la complexité des syndémies. L'accumulation des comorbidités (VIH, hépatites) alimente une stigmatisation perçue chez certains patients et renforce la stigmatisation dans le milieu des UD. Les UD porteurs d'une infection chronique subissent une double stigmatisation – en tant que (ex-)consommateurs de drogues et en tant que personnes vivant avec le VIH ou une hépatite –, renforcée par l'auto-stigmatisation et les jugements perçus de certains soignants ou d'autres patients.

En résumé, les propos des femmes concernant le dispositif montrent les dimensions structurelles qui contraignent les réponses à leurs besoins, auxquelles le dispositif du CEPIAD répond dans les limites de ses capacités.

Les obstacles pour l'acces au CEPIAD

La plupart des obstacles auxquels les femmes UD sont confrontées concernent les relations familiales et la stigmatisation. Nous avons identifié des obstacles personnels et des obstacles systémiques.

Les barrières personnelles et familiales

Un obstacle majeur parmi les barrières identifiées par les femmes concerne les relations familiales. Les obligations familiales (par exemple prendre soin d'une mère malade, ou de ses enfants) empêchent des femmes d'avoir le temps nécessaire pour se soigner. Un nombre important de ces femmes sont des mères ; ce statut induit la peur de se dévoiler en consultant un service spécialisé dans les addictions, ce qui pourrait porter atteinte à la réputation de leurs enfants. Ainsi certaines femmes sont réticentes à aller vers le CEPIAD pour obtenir de l'aide, même si elles reconnaissent en avoir besoin :

> *« Je veux juste arrêter (...) Je commence à prendre de l'âge et je sais que ce n'est pas une bonne chose. On m'a parlé du CEPIAD mais je ne suis pas allée là-bas, je ne me sens pas à l'aise pour y aller, je ne veux pas que demain mon enfant sache que je consommais ».* Néné, 50 ans

D'autres femmes perçoivent leur consommation de substances comme non problématique, ou évitent l'investissement matériel et temporel que nécessiterait un traitement car elles n'ont pas de problème de santé majeur qui pourrait les motiver à aller vers les soins.

Les barrières systémiques

Comme pour tout service de santé, l'accès au CEPIAD est limité par des déterminants spaciaux, temporels et économiques. Concernant la distance entre le service et les lieux de vie des UD, le centre hospitalier de Fann est localisé entre les quartiers de Dakar-centre (Médina, Fass, Sicap…) et ceux de la banlieue (Parcelles Assainies, Pikine, Guediawaye, Keur Massar…) où résident la plupart des UD, mais à plusieurs kilomètres de ces lieux de vie. Cette distance constitue un obstacle à l'accès, notamment pour les UD, femmes et hommes, qui doivent venir tous les jours au CEPIAD. Le temps nécessaire pour le transport représente aussi un coût non négligeable.

Des femmes déclarent que les horaires d'ouvertures (de 9 h à 13 h) sont peu adaptés pour les femmes TS et UD, qui manquent de temps pour aller au CEPIAD pendant la journée. Par ailleurs la plupart des femmes UD et TS utilisent d'autres services de santé (polyclinique, cliniques mobiles avec accès au dépistage du VIH et des IST) ou ceux mis en place par les ONG, plus adaptés à leur activité sur le plan des horaires.

En parallèle à ces obstacles concrets, il existe des barrières aux recours aux soins d'ordre psychologique et social. Certaines femmes ne cherchent pas à accéder au CEPIAD car elles redoutent d'être stigmatisées par leurs homologues masculins et par les prestataires de soins. La plupart souhaitent rester discrètes et craignent d'être jugées par les personnes qu'elles vont rencontrer, en tant que UD mais aussi TS, ou même en tant que malade mental :

> *« Je ne suis pas prête (…) Parce que c'est ma vie et je connais assez le Sénégal pour savoir que les gens ne sont pas assez professionnels pour ne pas te juger. Je n'ai pas envie de m'ouvrir à quelqu'un, de rencontrer là-bas des hommes qui vont mal te regarder… parce que même les*

yeux parlent, les regards parlent. Je ne suis pas encore prête pour ça ». Atia, 31 ans

« C'est pour ne pas être victime de l'indiscrétion que je ne veux pas aller au CEPIAD. Car vous pouvez croiser une personne qui vous connait et qui va, par la suite, dire à tout le monde qu'elle vous a rencontrée à Fann parmi les drogués ou les fous. Et finalement, tout le monde vous colle une étiquette négative ». Lena, 30 ans

La stigmatisation sociale en lien avec la consommation de drogues provoque un sentiment de honte et de culpabilité, qui contribue à freiner la demande de traitement. D'ailleurs, certaines femmes ont entamé une ouverture de dossier au CEPIAD et l'ont suspendue par crainte d'être stigmatisées, comme Gnima, qui a rencontré au CEPIAD une de ses voisines qui y travaille.

La stigmatisation envers les personnes UD dans la société est souvent intériorisée par les femmes. La stigmatisation perçue suppose qu'une personne reconnaît et croit que sa société a des croyances préjudiciables qui entraîneront une discrimination à son égard, et alimente une auto-stigmatisation. C'est-à-dire que la personne elle-même approuve de tels stéréotypes sur soi et l'auto-discrimination qui en résultent. Cette auto-stigmatisation apparaît, entre autres déterminants, comme étroitement liée au genre et inégalement active, dans le sens où aucun homme UD rencontré dans notre enquête ne s'est plaint du regard des femmes à son égard. Ainsi, des obstacles genrés à l'accès et au recours au CEPIAD, objectifs et subjectifs, se combinent en défaveur des femmes.

Des barrières contextuelles ou conjoncturelles ?

Les obstacles à l'accès à la prise en charge, personnels et systémiques, qui reflètent en partie les insuffisances des dispositifs de RDR et de soin, sont-ils inféodés au contexte socioculturel sénégalais et aux limites conjoncturelles du CEPIAD ? Ou bien font-ils partie des défis également présents dans d'autres dispositifs plus développés ?

Des recherches produites dans d'autres contextes (Afrique de l'Est, Europe et Etats-Unis, Inde, Australie) corroborent nos résultats. Elles montrent que pour faciliter l'entrée et le maintien des femmes dans les soins, il faut tenir compte de leurs besoins spécifiques. Ces besoins recouvrent : des programmes ou des services de traitement destinés aux femmes et dispensés par des femmes ; la possibilité de développer des activités sensibles au genre adaptées au contexte local ; un environnement et un processus de traitement qui permettent un confort et un soutien psychosocial, ce qui peut être particulièrement important pour les femmes qui ont des antécédents de traumatisme ; des services complémentaires aux aspects sanitaires qui sont essentiels à la réussite du traitement chez les femmes (Greenfield et Grella, 2009). Ce dernier point recouvre l'articulation avec les services de santé sexuelle et reproductive, les services destinés aux personnes ayant subi des violences sexistes, et les services de garde d'enfants, dont l'absence renforce la perception selon laquelle les centres de RDR sont des espaces masculins.

Par ailleurs, le jugement et la stigmatisation sont des obstacles systémiques importants, documentés dans de nombreux pays (Afrique du Sud, Inde, Etats-Unis, Australie), et entrainent l'abandon ou l'impossibilité d'accéder aux services de traitement. A l'auto-stigmatisation, s'ajoutent des barrières personnelles ou relationnelles comme la peur de perdre la garde des enfants, le manque de soutien familial, le fait d'être empêchée d'entrer en traitement par un partenaire lui-même UD (NDARC, 2010). De plus, les difficultés économiques et le mode de vie chaotique dû à l'usage de drogues conduisent de nombreuses femmes à négliger leur état physique et mental, et cela impacte sur le comportement de recherche d'aide (Gueta, 2017). D'autres situations de vulnérabilité non liées au genre telles que le statut d'immigré, surtout en situation irrégulière, peuvent s'ajouter à ces barrières, selon les contextes. Finalement, le type de barrière à l'accès aux soins n'est pas spécifique d'un contexte : c'est plutôt l'agencement entre des barrières multiples et ubiquitaires qui crée une syndémie spécifique au Sénégal.

Dans d'autres pays, les services communautaires, qui comprennent des centres de proximité et des centres d'accueil, atténuent ces obstacles en instaurant la confiance, en informant les femmes sur leur santé et leurs droits, en les mettant en relation avec les structures de RDR, mais aussi en sensibilisant les prestataires de soins aux besoins des femmes CDI et en intégrant les services de santé sexuelle et reproductive (SSR) pour les femmes dans les activités communautaires de RDR (Ayon et al., 2018). Au Sénégal, le CEPIAD a réussi à étendre ses réponses et son offre de services en collaborant avec des ONG et associations pour mieux intégrer la RDR au niveau communautaire. Au moment de l'enquête, la participation des femmes UD à l'organisation et au fonctionnement du CEPIAD était encore limitée, en l'absence d'associations de femmes UD qui pourraient les représenter[68].

LES BESOINS ET ATTENTES DIFFERENCIES DES FEMMES

A partir de nos données émiques, nous avons établi une catégorisation des profils sociaux des femmes qui prend en compte leur consommation (voir chapitre 3). Elle distingue quatre profils : des jeunes femmes du monde de la nuit et du divertissement, des jeunes femmes des quartiers populaires et des associations de TS, des femmes connues dans le milieu des CDI comme *anciennes junkies*, et des femmes dépendantes aux médicaments, isolées. A ces profils, correspondent des besoins diversifiés concernant l'offre de soins et de soutien psychosocial.

Les besoins de santé diversifiés

Les besoins de santé apparaissent en partie similaires et en partie différents selon les profils des femmes.

Parmi les jeunes femmes évoluant dans le monde de la nuit, certaines déclarent que leur consommation de drogues injectables n'a pas d'impact majeur sur leur vie sociale et sur leur santé, et c'est pourquoi elles ne souhaitent pas accéder à un centre de soins. Les femmes identifiées comme TS estiment avoir besoin de soins pour lesquels elles préfèrent les services de santé mobiles ou en stratégie avancée. D'ailleurs, certaines parmi elles utilisent les cliniques mobiles d'ENDA pour leurs consultations gynécologiques. La plupart de ces femmes ne consomment que quand elles ont

[68] Les associations de femmes UD ont été créées à partir de 2020-2021 (associations *Femmes engagées* et *Réseau des Femmes Incluses pour le Développement Communautaire RFIDC* centrées sur la région de Dakar).

suffisamment d'argent ; elles veillent à ne pas aller trop loin dans la consommation. Ces femmes estiment ne pas avoir besoin de soins pour leur consommation de drogues :

> *« Pour la cocaïne, je peux dire si je ne mens pas que je n'en abuse pas. Parce que je ne veux pas être dépendante (...) J'utilise la clinique mobile de ENDA. J'ai même été médiatrice là-bas pendant un moment ».* Oumou, 35 ans

> *« Je n'ai jamais essayé d'arrêter, (...) je consomme quand j'ai de l'argent. (...) Je pars à la clinique ou à l'hôpital quand je suis malade (...), j'ai fait mon dernier dépistage VIH il y a trois ans (...). En plus je ne veux pas que les gens sachent que je consomme ».* Aïcha, 27 ans

Les propos de Aïcha montrent qu'en plus de ne pas percevoir leur consommation comme problématique, des femmes ne recherchent pas de soins pour éviter que leur pratique soit révélée au grand jour. Par ailleurs, Aïcha explique qu'elle gère aussi elle-même sa santé : elle a fait un dépistage du VIH, dont le résultat était négatif, trois ans avant notre entretien. Pour ces femmes, les besoins en matière de soins ne concernent pas forcément l'addiction, mais davantage la santé sexuelle. Par ailleurs, certaines jeunes femmes du monde de la nuit estiment avoir besoin d'être soutenues face à l'alcool, consommé plus régulièrement que le crack :

> *« J'ai fait le test [VIH] il y a pas longtemps (...). Bon, je sais que je me porte très bien. Et je n'ai pas de douleur ni dans la tête ni dans le ventre. Et pour le moment ça va (...). Et là, pour ne pas te mentir, ça fait deux mois que je l'ai pas pris [le crack]. Mais par contre, il m'arrive d'avoir l'envie de le reprendre. Et l'envie de le reprendre est plus forte que l'envie que j'ai de le refuser. Mais là, j'ai peut-être besoin d'aide pour arrêter l'alcool. (...) Maintenant si vous pouvez m'aider en me donnant les médicaments, quelque chose qui va me calmer pour l'arrêter, je vous en remercierai pour toute la vie (...). Non, pour le moment je ne pense pas que j'en ai besoin [en ce qui concerne le traitement pour le crack]. Parce que ça fait deux mois et je pense continuer cette bataille. Et même si mon corps me le demande, je ne l'écoute pas. Donc je vais continuer. Et ce qui me donne la force, c'est*

de penser à ma fille et à ma famille. Et au fur et à mesure ça va finir par passer ». Gnilane, 34 ans

Parmi les jeunes femmes des quartiers populaires et des associations de TS, en revanche, elles sont nombreuses à avoir besoin d'aide pour « s'en sortir » mais redoutent d'aller au CEPIAD ou à l'UPAM pour ne pas être stigmatisées non seulement en tant que CDI mais aussi en tant que TS. De plus, certaines disent qu'elles ont peu de temps pour se rendre dans une structure de soins du fait de leur activité. Elles préféreraient l'offre de soins de santé mobile, mais elles ne connaissent pas toutes les possibilités existantes.

> *« J'ai des amis qui fréquentent le CEPIAD. Ils viennent souvent me sensibiliser pour aller là-bas, mais j'ai la timidité pour aller là-bas, beaucoup de gens me connaissent là-bas. (...) La réputation d'une femme est facilement salie, et on ne te respectera plus. (...) Je les ai faites [consultations] à la Polyclinique même lorsque ma première fille est née. Pour l'accouchement des dernières, aussi. J'ai fait le test du VIH à chaque fois. Il y a aussi un test qu'on faisait ici au stade, je l'ai fait. Pour ce domaine, vraiment je n'ai pas de problèmes. J'ai même fait le test du cancer. Pour le test du VIH je l'ai fait à cinq ou six reprises dans la voiture[69] ».* Lika, 32 ans

Lorsque Lika désire « s'en sortir » après avoir été contactée par l'équipe de terrain, elle hésite à aller au CEPIAD où elle a peur d'être reconnue. La peur d'être jugée, le sentiment de honte et de culpabilisation empêchent certaines femmes comme Lika de recourir aux soins. Dans les quartiers populaires, des femmes expriment des besoins économiques pour accéder à la santé, comme un soutien financier pour les examens médicaux, et l'inscription à la couverture maladie universelle.

Les femmes « anciennes junkies » ont été soulagées par l'ouverture du CEPIAD en 2014. Comme nous l'avons évoqué plus haut, elles apprécient les effets du traitement sur leur aspect physique et sur leur réinsertion sociale :

---

[69] La clinique mobile d'ENDA Santé

« Je suis médiatrice depuis l'enquête UDSEN, on a fait une opération boule de neige et moi j'ai été la première graine[70] *à Grand-Dakar, et c'est comme ça que j'ai commencé à suivre le traitement. (...) Il y avait des critères de sélection. Il fallait avoir un niveau d'études plus ou moins bien, connaitre le terrain et connaitre aussi les CDI, et comme j'étais ancienne, j'étais une des premières à prendre de la drogue au Sénégal, je les connais presque tous, donc ils m'ont cooptée. (...) Ma situation actuelle tu la connais bien, j'ai le VIH, j'ai l'hépatite C, et je me traite aussi normalement grâce au CEPIAD. (...) C'est très bien, sinon parfois on a des problèmes de gynécologie pour nous les femmes ».*
Sokhna, 50 ans

Sokhna a pu se traiter pour sa dépendance à l'héroïne, et grâce au projet CODISEN elle a découvert son infection au virus de l'hépatite C, en plus d'avoir bénéficié d'un traitement antirétroviral et de consultations gynécologiques. De plus, elle a été intégrée dans l'équipe de terrain du CEPIAD, ce qui a contribué à sa resocialisation. Mais d'autres femmes parmi les « anciennes junkies » espèrent une meilleure prise en compte des problèmes dentaires et dermatologiques, qui parfois se cumulent. Bintou, qui est diabétique, se plaint d'avoir perdu des dents à cause de son diabète et de la méthadone. Elle craint que les soins conduisent à ce qu'elle n'ait plus de dents car elle n'a pas les moyens de les remplacer. Diary avance aussi que les UD ont souvent des problèmes de peau, et aimeraient pouvoir consulter un dermatologue.

La plupart des anciennes junkies ont souligné que leurs besoins prioritaires concernent la prise en charge gynécologique. Elles espèrent une aide financière pour se procurer les médicaments. Elles veulent également pouvoir recourir à un personnel de santé féminin (sage-femme, gynécologue) avec qui elles seront plus à l'aise pour les consultations gynécologiques.

« Notre premier besoin prioritaire, c'est la prise en charge sur le plan gynécologique. Des fois aussi, nous avons des analyses très chères à faire. Et nous n'avons

[70] *Graine* désigne une personne identifiée et recrutée dans une enquête de cartographie, qui doit identifier d'autres personnes par « boule de neige ».

pas toujours les moyens de les effectuer. Du coup, on est obligées des fois d'attendre, ou de dépendre de promesses qui ne sont pas toujours tenues... La prise en charge gynécologique et celle buccodentaire sont notre principal souci ». Amy, 38 ans

« Ce qui est plus important, c'est l'aide financière. Quand quelqu'un est appuyé financièrement, il n'aura pas de problème pour acheter ses médicaments à la suite d'une consultation. Et généralement, les femmes consommatrices de drogue sont souvent très dynamiques et motivées. Même si elles n'ont pas toujours les moyens. Mais je pense quand même que si elles étaient appuyées financièrement les choses iront mieux ». Sokhna.

Focus groupe femmes CEPIAD

Les femmes consommatrices de médicaments, plus isolées, apprécient la prise en charge au CEPIAD qui leur a permis de traiter leur addiction, de bénéficier d'un accompagnement psychologique et d'être orientées pour la prise en charge de leurs besoins en matière de santé. Cependant, elles souhaitent que la relation de soins soit améliorée au CEPIAD :

« Ici le traitement ça va. Les activités aussi sont bien car on discute entre usagers et ça nous réconforte un peu. Mais ce qui me déplait c'est que nos soignants, comme X, ne doivent pas parler d'une certaine manière avec les patients. Parfois ils ont l'impression qu'ils jouent au bras de fer avec les usagers alors qu'ils devraient comprendre qu'ils ne sont pas normaux. Vraiment c'est ça que je vois que ça ne va pas ». Penda, 24 ans

Quel que soit leur profil, les récits des expériences de maternité montrent que les femmes UD n'ont pas accès à un accompagnement spécifique pendant la grossesse. La plupart des femmes ont fait leur suivi prénatal dans des structures publiques ordinaires où leur statut d'UD est passé inaperçu. Par ailleurs, peu de femmes ont contracté une grossesse au cours de leur prise en charge au CEPIAD, où la contraception pouvait être abordée lors des consultations gynécologiques. Les patientes enceintes au CEPIAD ont pu recevoir un appui financier pour l'achat des médicaments, le coût du ticket pour les consultations prénatales, les échographies et autres examens médicaux. Par ailleurs, pratiquement toutes les femmes souhaitent avoir accès à une meilleure prise en charge gynécologique (interventions chirurgicales sur les kystes et les fibromes, prévention et dépistage du cancer du col de l'utérus, aide à la procréation, traitement des infections sexuellement transmissibles).

Les besoins relatifs à la prise en charge psychosociale

Les propos recueillis auprès des « anciennes junkies » et des femmes des quartiers populaires ont révélé des attentes en matière d'accompagnement psychosocial. Elles ont notamment besoin de parler fréquemment à un psychologue de leurs soucis et difficultés. Au CEPIAD, une psychologue a été mise à leur disposition durant les deux premières années du programme. Depuis son départ, elles n'ont plus personne à qui s'adresser pour discuter de leurs inquiétudes :

> *« Moi j'ai mis la croix dessus à l'héroïne, je veux que ça soit clair, parce que même Dr B. m'a appelée pour me demander mais j'ai dit moi je fume de la cocaïne. Mais ce n'est plus comme avant. Tu sais, quand on a une longue histoire d'usagère, une longue histoire avec la drogue ce n'est pas facile. J'ai même cherché à avoir quelqu'un à qui parler souvent, comme la psychologue pour qu'elle puisse m'aider un peu dans mon histoire avec la cocaïne. Mais on m'a dit qu'elle n'était plus là, je crois peut-être que ça va aller avec le Dr N. [psychiatre addictologue] ».* Bintou, 59 ans

> *« On a souvent besoin de parler à un psychologue (...) Des fois, on peut avoir des problèmes qu'on n'aimerait dire à personne. Et finalement, ça finit par vous ronger dès lors que vous ne pouvez pas en parler à un membre de la famille ou de l'entourage. C'est souvent un problème de confiance qui se pose ».* Soukeye, 43 ans

Les femmes évoluant dans les deux autres catégories (monde de la nuit et du divertissement et consommatrices de médicaments) ont très peu exprimé des attentes en matière de soutien social. Cependant les femmes des catégories des anciennes junkies et celles des quartiers populaires, elles, ont des besoins et des attentes spécifiques, qui ne sont pas toujours disponibles dans une structure de soins. Elles souhaitent être aidées à la réinsertion professionnelle, qui dépassent les capacités des structures de soins.

> *« A côté de cela, il y a aussi un besoin de réinsertion sur le plan professionnel. Car pour que la personne puisse être responsabilisée, il lui faut un minimum de ressources financières pour pouvoir subvenir à ses besoins. Actuellement on a ce problème car beaucoup de gens trainent ici faute d'avoir un emploi ou une activité. (...). Donc je vois que si les gens avaient beaucoup plus de responsabilité, ils n'auraient pas le temps de se consacrer à autre chose. Il faut qu'on leur facilite l'insertion et surtout la réinsertion. Parce qu'il y a des personnes qui ont perdu leur emploi, qui n'ont plus de vie de famille à cause de la drogue. J'ai vu beaucoup de cas de ce genre ».* Amy, 38 ans

C'est pourquoi les femmes veulent bénéficier d'un renforcement de capacités à travers la mise en place de groupes d'auto-support. Elles espèrent aussi que la mise en place d'une association identitaire de femmes pourra permettre d'attirer celles qui ne sont pas encore dans les soins, et de développer des activités d'autonomisation propres aux femmes (atelier de coiffure et d'esthétique, couture, restauration).

> *« Il faut d'abord faire de telle sorte qu'une association soit mise sur pied. C'est ce qui permettra de pouvoir mieux nous exprimer. Les gens seront aussi plus disposés à nous prêter une oreille attentive. Et nous serons davantage associées à beaucoup d'activités (...) Car tout ce que je veux, c'est qu'on soit unies afin que les autres sachent que nous existons et que nous avons encore de la voix. Au début, on était plus nombreuses que ça, mais beaucoup sont parties. Même si vous leur rendez visite, elles n'auront pas assez de temps pour vous écouter. Car elles s'empressent de sortir pour trouver leur dose ou chercher de quoi nourrir leurs enfants. Donc il faut qu'on essaye de se rassembler pour mettre sur pied l'association. Du coup, au-delà des 5000 FCFA ou 2000 FCFA qu'on leur donne, elles auront une nouvelle source de vie, un nouvel espoir d'abandonner définitivement la drogue. Mais tout cela est conditionné par la création de l'association ».* Amy, 38 ans

La création d'une association fait l'objet d'attentes multiples, et semble être une voie pour répondre aux besoins que le CEPIAD ne peut pas satisfaire :

> *« Le plus souvent, l'information ne circule pas. Et si on avait formé l'association, cette information circulerait plus vite. Et on aura beaucoup plus de facilité à accéder à celle-ci. En tout cas, beaucoup n'attendent que la mise sur pied de cette association ».* Siga, 54 ans

> *« Si on avait une association, on pourrait avoir des partenaires pour faire des activités comme la couture et la restauration ou la coiffure. Toutes les femmes aiment ça ».* Bousso, 57 ans

Ces femmes souhaitent également bénéficier d'une aide en cas de difficultés d'accès au logement et d'un accompagnement social pour la prise en charge de leurs enfants, notamment en ce qui concerne leurs frais de scolarité et l'achat de fournitures scolaires. Le tableau 1 liste les besoins exprimés par les femmes en fonction de leurs profils sociaux.

Tableau 1. Besoins exprimés par les femmes UD de divers profils sociaux

Besoins exprimés	JF*	TS **	AJ***	UM****
Santé				
Prise en charge addiction cocaïne ou médicaments		X	X	X
Prise en charge addiction alcool	X			
Consultations gynécologiques	X	X	X	X
SSR : planification familiale, tests de grossesse	X			
Paiement des médicaments et examens complémentaires ou couverture sociale		X	X	X
Consultations mobiles horaires adaptés	X	X		
Psychosocial				
Soutien psychologique		X	X	X

Aide financière pour monter une activité (petit commerce, etc) et pour enfants (scolarité, etc)		X	X	

Légende : * Jeunes femmes du monde de la nuit, ** Femmes travailleuses du sexe et des quartiers populaires,*** Anciennes junkies, **** Usagères de médicaments

CONCLUSION. DES BESOINS DIVERSIFIES SELON LES PROFILS

Dans les politiques publiques en matière de drogues développées depuis trente ans au plan international, le facteur genre n'était pas pris en compte dans l'agenda des réponses adressées aux UD, ce qui a eu un impact sur l'offre de services pour les femmes. Celles-ci ont des besoins multiples, qui impliquent aussi leurs relations dans leur couple et leur famille, et avec leurs enfants ; ces besoins ne sont satisfaits qu'en partie sur les plans sanitaire, psychologique et social. Le CEPIAD a tenté de répondre à ces besoins en proposant un soutien psychosocial en plus de la prise en charge médicale de l'addiction et celle de diverses pathologies liées à l'usage de drogues ; il a aussi instauré des activités et services spécifiques pour les femmes, qui n'ont pu être pérennisés. Son approche syndémique a été efficace pour de nombreuses femmes qui l'apprécient positivement, mais limitée par les contraintes matérielles et les difficultés que représentent l'articulation avec d'autres services et ONG, et l'absence de moyens.

Notre recherche montre que les besoins perçus, les perceptions des services et les obstacles à l'accès diffèrent en partie selon les profils sociaux et de consommation des femmes :

– Les femmes « anciennes junkies » apprécient globalement la prise en charge au CEPIAD. Elles valorisent les effets thérapeutiques de la méthadone qui leur permettent de sortir des contraintes et des risques quotidiens de l'addiction à l'héroïne. Mais elles dénoncent les insuffisances de la prise en charge : activités spécifiques aux femmes assez limitées, soins dentaires et gynécologiques à développer, activités de convivialité à améliorer… De plus, le retour à la santé suscite d'autres demandes auxquelles un service de soins ne peut pas répondre pour toutes, comme celle d'être accompagnées vers une réinsertion professionnelle.

- La plupart des femmes « anciennes junkies » et « femmes des quartiers populaires et associations de TS » ont des besoins spécifiques qui concernent davantage des questions liées au corps, à la féminité, à la santé sexuelle et reproductive et aux enfants. Ces besoins peuvent être prioritaires pour elles par rapport à la prise en charge de leur usage de drogues.
- Les femmes « du monde de la nuit et du divertissement » préfèrent une offre de soins de santé mobile. Avec les femmes « consommatrices de médicaments isolées », elles expriment rarement des attentes en termes de soutien social, mais elles ont davantage besoin d'interventions de protection contre l'addiction et les overdoses, alors que la disponibilité de la naloxone n'est pas encore acquise au Sénégal.

Ces analyses ont des conséquences importantes en termes de santé publique. Elles montrent d'une part que les femmes UD ont des besoins spécifiques en premier lieu pour des raisons biologiques (concernant par exemple la santé de la reproduction) et pour des raisons sociales (telles que notamment la responsabilité des enfants qui leur incombe). Ces besoins ne sont pas les mêmes pour toutes les femmes et diffèrent dans les quatre catégories sociales et de consommation que nous avons identifiées. Si on ne tient pas compte de la diversité des besoins, les obstacles aux services de santé subsisteront et la discrimination et l'exclusion se poursuivront. Il est donc nécessaire d'adapter des approches « au féminin » pour diversifier les réponses qui leur sont adressées, rendre les services plus efficaces à leur égard et améliorer leur fréquentation au CEPIAD et dans les autres centres de traitement des addictions.

Mais les femmes de ces quatre profils se retrouvent dans la crainte de recourir à des services de santé fréquentés par des hommes (personnels de santé et patients) qu'elles perçoivent comme les jugeant avec un regard péjoratif, surtout si en plus d'être UD elles sont TS et/ou PvVIH. Cela conduit à considérer l'intérêt d'ouvrir des espaces ou des services de RDR réservés aux femmes, qui contribueraient à garantir leur sécurité personnelle, à réduire l'impact des dynamiques de pouvoir déséquilibrées entre les sexes et à améliorer les résultats en matière de santé, surtout si les femmes participent à la conception et au fonctionnement de ces services (Shirley-Beavan et al., 2020).

CHAPITRE 6
LES TRAJECTOIRES : DESIR « D'EN SORTIR » ET AGENCEITE

Jusqu'à la fin du 20e siècle, l'usage des drogues était considéré comme une déviance morale qui était traitée par un contrôle social basé sur une législation répressive. Puis, le processus de médicalisation[71] conduit à interpréter la consommation comme la conséquence d'une addiction, définie comme une maladie neurologique[72]. Toutefois, les addictologues reconnaissent qu'elle ne peut être réduite à une maladie biologique, car elle est liée à des pratiques sociales, à des interactions entre l'usager et son environnement social et familial, et à sa trajectoire de vie. Selon les addictologues, le travail thérapeutique doit prendre en compte ces dimensions socio-familiales et psychiques (Couteron, 2006).

La médicalisation implique que les consommateurs ont besoin d'être soignés plutôt que réprimés. Peut–on guérir ou sortir d'une addiction ? Le terme *rétablissement,* couramment utilisé en addictologie, renvoie à l'idée d'un processus de changement par lequel les personnes souffrant d'un trouble lié à la consommation de substances cessent ou réduisent leur consommation, rétablissent des liens sociaux et deviennent des citoyens productifs et responsables. Ce processus implique les niveaux individuel, familial et communautaire (Bouvet, 2017). Il conduit souvent à un *aller mieux*

---

[71] La médicalisation est le « processus par lequel les problèmes non médicaux sont définis et traités comme des problèmes médicaux » (Moscrop A, 2011)

[72] D'un point de vue médical, l'addiction est considérée comme une maladie cérébrale chronique qui se caractérise par une recherche et une consommation compulsive de drogue, malgré les conséquences néfastes. Les drogues modifient la structure et le fonctionnement du cerveau.

plutôt qu'à une *guérison* complète avec sevrage. Les patients doivent apprendre à gérer leur *maladie* en permanence, notamment grâce à la prise de médicaments et à la réadaptation sociale (Stone, 2018).

Dans une approche anthropologique, la guérison n'est pas définie seulement d'un point de vue médical, mais elle est considérée comme façonnée par les circonstances historiques et les processus culturels, relevant d'une construction au plan individuel et collectif. Comme la maladie peut être considérée au travers de trois dimensions : état bioclinique, représentation (ou vécu) et socialisation, la guérison individuelle peut être considérée au travers de « *la guérison bioclinique, guérison perçue et guérison socialisée* » (Desclaux, Diarra et Musso, 2021). Cette notion permet d'en appréhender la complexité.

Les trajectoires pour sortir de la consommation de drogues sont diverses, tout comme les trajectoires d'usage. Bien que différentes options de traitement soient maintenant disponibles et reconnues comme efficaces, la plupart des usagers de drogues connaissent plusieurs épisodes de traitement avant d'atteindre une certaine stabilité (Soulet, 2002). Le concept de trajectoire, articulé avec les notions de médicalisation et de guérison, permet d'aborder de manière dynamique les expériences de rétablissement des femmes UD en tenant compte de séquences reflétant des processus sociaux.

Ce chapitre décrit et analyse les trajectoires de fin de l'usage des drogues (héroïne et autres opiacés et cocaïne) de femmes qui se perçoivent comme étant « sorties » ou ayant amorcé une sortie de l'addiction. Quelle est la construction sociale, représentée et expérimentée, du *rétablissement* dans les trajectoires des femmes UD ? Quels sont les motifs et contextes de décision « d'en sortir », les incertitudes et les difficultés rencontrées ?

Trois trajectoires de sortie

Les trois trajectoires qui suivent reposent sur des phases de sortie et de reprise successives.

Siga. S'en sortir sans passer par la substitution

Née en 1963 dans la banlieue de Dakar, Siga a connu une vie marquée par les ruptures : divorce de ses parents, deux mariages (au Sénégal puis en Espagne), et deux enfants issus de ces unions. Dans les années 1980, elle vit entre l'Europe et l'Afrique, et c'est en Espagne qu'elle commence à consommer cocaïne et héroïne, influencée par ses compagnons sud-américains et son époux nigérian et dealer.

De retour au Sénégal vers 1990, la consommation devient plus difficile d'accès mais elle continue à consommer pendant près de 30 ans. En 2017, lorsque je la rencontre pour la première fois, Siga affirme vouloir arrêter sans avoir recours à la substitution, refusant le traitement méthadone. Grâce à sa connaissance du milieu des UD, elle intègre l'équipe de terrain du CEPIAD lors de l'enquête UDSEN. Elle vit aujourd'hui à Dakar avec son fils et sa mère, tandis que sa fille est restée en Espagne. Aujourd'hui, elle considère qu'elle est sortie de l'usage de drogues après avoir connu plusieurs recours qu'elle nous raconte.

L'hospitalisation en psychiatrie

Siga a fait l'expérience de la prise en charge psychiatrique bien avant la mise en place du CEPIAD. Elle a connu à plusieurs reprises l'hospitalisation en psychiatrie, une réponse alors courante au Sénégal pour les personnes en situation d'addiction. Les institutions comme la clinique psychiatrique Moussa Diop de Fann ou le centre de Thiaroye étaient des acteurs majeurs de cette prise en charge. À l'initiative de sa famille, Siga y a été internée plusieurs fois, comme c'est souvent le cas pour les usagers de drogues assimilés à cette époque à des malades mentaux. Siga raconte s'être échappée à chaque hospitalisation forcée. Les traitements qu'elle y recevait –principalement des médicaments – étaient vécus comme inadaptés, voire aliénants : « *Je devenais comme ces gens-là...* ». Elle évoque aussi l'état de manque, difficilement pris en compte, qui renforçait son rejet du cadre psychiatrique. La dernière tentative d'internement s'est soldée par une nouvelle fuite, malgré les efforts de sa famille pour la soutenir. Face à l'épuisement collectif, ses proches ont fini par renoncer :

> *« Trois fois, j'ai fui. La quatrième, c'est moi qui y suis allée de moi-même, mais ils ont refusé de m'admettre car*

je m'étais déjà enfuie plusieurs fois. (...) Alors quand ils [les membres de la famille] en ont eu marre de moi ils m'ont laissé tomber complètement. Et, je suis allée rester chez mon copain, là où on vend la drogue ».

Cette période témoigne d'un usage de la psychiatrie comme outil de contrôle plutôt que comme espace d'écoute adapté. Nombreuses sont les femmes UD qui racontent des trajectoires similaires avant le CEPIAD, mêlant hospita-lisations, traitements médicamenteux lourds, voire recours à des marabouts. Entre deux séjours, Siga adoptait des comportements jugés déviants (violence, vols), ce qui renforçait la stigmatisation familiale et sociale liée à l'usage de drogues. Mais une rupture s'opère lorsque sa démarche devient volontaire :

« Ce n'est pas une vie quoi, donc je me suis dit 'Il faut que je m'en débarrasse' parce que non seulement ça me rongeait la santé, et puis je perdais du poids, mais aussi j'avais des problèmes avec ma famille, mes amis d'avant (...). Et donc je me suis dit que je ne pouvais pas continuer sur ce rythme-là, avoir des désaccords avec tout le monde... Donc j'ai réalisé que c'est moi qui suis dans le tort. Alors je me suis ressaisie et c'est une question de choix, ce n'est pas n'importe quel choix parce que j'étais tellement sous l'emprise de la drogue que ce n'était pas très facile. Donc j'ai commencé à essayer d'arrêter ».

Cette prise de conscience marque une transition importante : celle du refus de la contrainte, vers une quête de sens. Siga commence alors à mettre en place d'autres stratégies de sevrage, en s'éloignant de son environnement et en s'appuyant sur ses propres ressources. Elle fait une introspection, se remet en question et décide elle-même de changer de vie. A partir de cette volonté d'arrêter, elle a recours à d'autres stratégies de sevrage, comme le fait de partir loin du milieu des consommateurs de drogues.

La retraite thérapeutique

Face à l'impossibilité de se sevrer dans son environnement habituel, Siga entreprend ce qu'on pourrait qualifier de « retraite thérapeutique » : un départ volontaire, une mise à distance du milieu familier et de ses réseaux de consommation. En 2010-2011, elle choisit de partir vivre au Mali chez sa nièce, dans l'espoir de rompre avec ses habitudes et de se désintoxiquer.

Mais cette tentative d'éloignement ne se fait pas sans heurts. Dès le trajet, les symptômes du manque se manifestent :

> *« Le voyage a été difficile (...). Quand on arrivait dans un village, je demandais à pisser, et je consommais dans les toilettes car je gardais mes affaires pour faire du plata. Tu sais, quand je suis arrivée à la gare du Mali, je me suis immédiatement allongée par terre, je ne pouvais plus rien car ma dose était épuisée, et plus tu consommes, plus ton sickness est intense. J'avais la diarrhée, je me suis soulagée dans mes vêtements, j'ai vomi, quand ma nièce est venue me chercher, elle m'a trouvée allongée (...). C'était tellement dur, et tu perds même ta dignité ».*

L'arrivée est marquée par une détresse physique extrême, cette épreuve devient un déclencheur. Siga reste trois mois au Mali. À son retour au Sénégal, elle tente de maintenir la rupture en changeant de logement. Mais elle retombe dans la consommation, les drogues circulent aussi dans ce nouvel espace. Cela ne l'empêche pas de faire un second effort. Elle décide de déménager à Rufisque, ville plus éloignée de son cercle de consom-mation. Là, soutenue par sa sœur, elle entame un nouveau rythme, entre Dakar et Rufisque, réduisant progressivement sa consommation. Elle parvient même à tenir une semaine sans drogues, jusqu'à un arrêt durable en 2019 :

> *« J'ai même arrêté ma consommation hebdomadaire. De 1989 à 2019, ça fait 30 ans de drogue ».*

Ce type de démarche relève d'un sevrage auto-contrôlé, un choix individuel motivé par le refus de l'addiction, la volonté de se protéger soi-même et les siens. Il repose sur la conviction que la distance géographique peut devenir une distance symbolique : s'éloigner, c'est tenter de se reconstruire.

La retraite thérapeutique révèle donc une forme d'agencéité : c'est un moyen pour les femmes UD de reprendre la main sur leur trajectoire, de résister. Ce voyage thérapeutique permet de rompre avec le milieu, de se reconnecter à soi, de diminuer et de contrôler sa consommation. Ce mode d'auto-contrôle a été qualifié par Ndione (2017) de « voyage hors du milieu ».

La fonction et le statut de médiatrice

En 2017, Siga quitte Rufisque et commence à se rendre chaque matin au CEPIAD, où elle travaille comme pair médiatrice *outreach*, chargée de l'accueil et de l'orientation des usagers. Ce rôle s'inscrit dans un moment de sa vie où elle affirme commencer à « *s'en sortir par [sa] propre volonté et [ses] propres stratégies* ». À l'ouverture du programme, la méthadone lui est proposée mais elle refuse, contrairement à beaucoup d'usagers qui la considèrent comme un « miracle ». Elle explique :

> *« Parce que là je contrôlais ma consommation, (...) je goûtais de temps en temps parce que j'avais envie de ressentir des trucs, quelque chose comme ça, mais je ne voulais plus être addicte (...). Moi j'ai touché le bout du gouffre quoi, sincèrement (...). Mais c'est quelque chose que j'ai connu (...) et c'est devenu une consommation occasionnelle parce que j'aimais la chose ».*

Elle justifie son refus en associant la méthadone à une autre forme de dépendance. À cette époque, elle parvient déjà à réduire ses prises, stimulée par deux évenements essentiels : le retour auprès de sa famille et la récupération de son fils. Elle raconte avoir réintégré la maison familiale après des années de rupture, et avoir trouvé dans cette stabilité affective et sociale un point d'ancrage. Elle reconnaît néanmoins que la tentation restait forte : aller « acheter et rentrer tout de suite », sans rester dans les scènes de drogue, était sa manière de maintenir une consommation occasionnelle compatible avec une vie plus sereine.

Le rôle de médiatrice lui procure à la fois une stablité et une estime de soi qu'elle avait perdues dans les années d'addiction. Siga insiste sur l'importance d'être reconnue socialement :

> *« Le simple fait de pouvoir dire à ma famille que je travaille à l'hôpital change leur regard ».*

Siga se sent valorisée à travers ce rôle de médiatrice. Les formations suivies au CEPIAD sur la drogue et ses effets sanitaires l'ont, dit-elle, « éveillée » et confortée dans sa démarche de sortie. La participation aux ateliers et aux voyages nourrit son sentiment de légitimité et son désir d'être un modèle pour les autres.

D'un point de vue anthropologique, la trajectoire de Siga illustre comment la responsabilisation et la valorisation sociale peuvent être des leviers puissants dans un processus de guérison. Le statut de médiatrice agit comme une pratique de déstigmatisation : en passant de « malade » à « actrice de santé », Siga recompose son identité sociale et familiale. Aujourd'hui, elle affirme s'en être sortie, bien qu'elle consomme encore ocassionellement. Cela révèle la complexité du sens de la guérison : pour Siga, « s'en sortir » signifie moins l'abstinence totale que la capacité à contrôler sa consommation et à reconstruire une vie digne. Sa trajectoire confirme ce que la littérature sociologique nomme le *maturing out*, autrement dit *la sortie par le vieillissement* ou la sortie progressive avec le temps et l'âge (Vavassori, Harrati et Favard, 2003). Mais limiter son parcours à cette seule dimension serait réducteur : sa sortie de l'addiction est influencée par plusieurs facteurs imbriqués (maladie, ne pas vouloir mourir, désir de retablir des liens sociaux et surtout recherche de reconnaissance et de légitimité sociale).

Penda. S'en sortir à partir d'identités nouvelles

Penda, 24 ans, drépanocytaire SS, a développé une addiction aux injections de Tramadol, initialement prescrit pour soulager ses douleurs chroniques. Lors de notre première rencontre au CEPIAD, elle suivait un traitement par méthadone depuis six mois, mais restait sujette à des périodes de re-consommation. En 2018, son mariage marque un tournant : elle projette de quitter la substitution et, après la naissance de son enfant, décide d'interrompre sa prise en charge. Plus d'un an après cet arrêt, elle affirme ne plus avoir consommé et se considère « guérie ».

Le recours au CEPIAD

La première étape vers une sortie de l'addiction pour Penda a été le recours au CEPIAD. Le recours au soin ne vient pas d'elle mais de son père, inquiet pour sa santé. Hospitalisée d'abord en psychiatrie, elle parvient à une abstinence de deux mois avant de rechuter, puis la méthadone lui est proposée « en dernier recours ». Si elle rejette au départ le dispositif, elle finit par en percevoir les bénéfices :

> *« Quand je suis allée là-bas et que j'ai réalisé l'avantage du traitement, alors j'ai commencé à avoir de la motivation. En une semaine j'ai vu des changements. Dans cette semaine-là j'ai arrêté de m'injecter le produit ».*

Cet arrêt après une semaine ne va pas durer. Penda va alterner des phases de re-consommation. Comme de nombreux patients, Penda vit les premières phases de la substitution dans l'incertitude, entre réajustements de doses et effets secondaires (insomnies, constipation). Ses premiers moments du traitement ne sont pas faciles, et elle décrit ses ajustements médicaux :

> *« Je prenais 45 mg. Ensuite j'ai diminué jusqu'à 40, à un moment c'était 35, et la dose a augmenté jusqu'à 60. Avec les 60, j'étais bien pendant un certain temps. Après j'ai constaté que c'était un peu trop. (...) Après mon mariage, j'avais fait un arrêt brusque, et là je suis tombée malade car j'avais mal au ventre. Quand je suis allée chez le médecin, il m'a fait savoir qu'on n'arrête pas de cette manière, il faut d'abord se faire consulter par le médecin, diminuer progressivement avant d'arrêter. C'est ainsi que j'ai repris la dose petit à petit et on l'a diminuée jusqu'à 45 ».*

Entre les effets secondaires (insomnies, constipation…) et les re-consommations, les patients essaient de discuter avec l'addictologue traitant (Faye et Desclaux, 2018). Les addictologues décident alors de réajuster les doses de méthadone prescrite jusqu'à ce que le patient se sente suffisamment stable. Penda reconnaît les effets thérapeutiques de la méthadone, notamment sur sa consommation de tramadol. Mais la durée du traitement devient pesante, surtout après son mariage :

> *« J'en avais marre d'aller à l'hôpital pour la dose, je voulais vraiment arrêter aussi. (...) J'avais un emport chaque deux jours. Mon mari ne l'a jamais aimé, (...), l'injection et autres. Ma belle-famille n'avait pas de*

problèmes à ça, mais c'est moi qui voulais vraiment arrêter... ».

Ce désir de sortir du programme apparaît chez plusieurs patients une fois la stabilisation atteinte. En 2018, lors de nos premières enquêtes, nous avons constaté qu'après plus de deux ans de traitement, certains patients se perçoivent dépendants de la méthadone et réclament une diminution progressive de leur dose en vue de sortir du programme (Faye et Desclaux, 2018). Par ailleurs, Penda estime que le CEPIAD l'a aidée, mais que sa sortie de l'addiction repose sur autre chose :

> *« A vrai dire ce n'est pas la méthadone qui m'a guérie car si c'était ça, j'en étais sortie il y a longtemps (...), mais quand même elle a contribué (...) quand je faisais des rechutes, c'est la méthadone qui m'aidait un peu à me maitriser (...). Mais aussi il y a les docteurs qui m'ont aidée ainsi que les activités qu'on faisait là-bas, les causeries, la sensibili-sation. (...) En réalité ce n'est pas tout ça qui été la cause de ma sortie. (...) Ma nouvelle vie a participé à mon rétablissement, la vie normale que je voulais vivre. Mes camarades avec qui j'étais là-bas, je me disais que nous n'avions pas les mêmes raisons d'être dans ce milieu et ma place n'était pas là-bas car je ne me considérais pas comme un junkie. (...) C'était aussi des gens qui m'ont appris beaucoup de choses car c'était des innocents auparavant, mais ils sont devenus dépendants et c'était très difficile d'en ressortir (...). Mais ils ne m'ont jamais influencée car je n'ai jamais fumé ni utilisé la drogue dure ».*

Ces propos de Penda montrent qu'elle rejette l'étiquetage de « droguée ». Ce refus du stigmate agit comme un levier de protection et de motivation. Cette idée de s'écarter au mieux de l'image de *junkie* a eu un impact considérable sur la trajectoire de sortie de Penda. Elle constitue pour elle une motivation centrale pour retourner à « une vie normale ». En refusant l'étiquette d'« usagère de drogues », Penda construit une identité de malade légitime (drépanocytaire, patiente médicale), ce qui lui permet de se distinguer du groupe stigmatisé et d'accélérer son processus de sortie. Son récit témoigne également des ambivalences de la subtitution. La méthadone apparaît à la fois comme un appui thérapeutique et comme une contrainte sociale, ce qui alimente le paradoxe vécu par de nombreux patients qui sont stabilisés, mais encore liés à une institution qui matérialise la dépendance.

Le mariage et la maternité, étapes décisives

Pour Penda, la sortie de l'addiction est étroitement liée à sa nouvelle vie de femme mariée et mère. Malgré plusieurs tentatives d'arrêt du tramadol et de la méthadone, c'est l'arrivée de son enfant qui marque une véritable rupture :

> *« Lorsque je devais accoucher par césarienne, c'est la veille que j'ai arrêté la prise de dose de méthadone et aussi le tramadol, (...) je ne voulais pas que l'enfant soit dépendant. Mais quand il est né, j'étais en manque, (...) le bébé pleurait beaucoup. C'est après que le médecin m'a dit que c'est à cause du sevrage (...). En fait je ne lui avais rien donné, j'avais juste bien géré le sevrage. Quand j'ai arrêté aussi, je n'avais pas trop mal, je ne sais pas si ce sont les médicaments qu'on me donnait pour calmer les douleurs de la césarienne ou bien, mais vraiment je n'avais pris aucun médicament. Je n'avais pas avisé le CEPIAD. (...) Lors du baptême (...) ils sont venus [des membres de l'équipe du CEPIAD] pour m'apporter ma dose, mais à vrai dire les doses sont toujours dans mon sac, je ne les ai jamais touchées[73] ».*

Ce récit illustre la puissance des événements biographiques dans les trajectoires de sortie. La maternité agit ici comme un catalyseur, non seulement biologique mais aussi moral : Penda prend seule la décision d'arrêter, sans en informer le CEPIAD, et gère le sevrage sans aide médicale. Cette autonomie revendiquée témoigne d'une réappropriation de son corps et de sa trajectoire. La littérature souligne que la grossesse peut être une période de pause ou de transformation dans les usages (Simmat-Durand et al., 2013). Le cas de Penda montre un arrêt durable apres l'accouchemment. Son récit met en lumière la centralité des rôles de genre dans les dynamiques de rétablissement. Le mariage et la maternité ne sont pas seulement

---

[73] Le bébé a deux ans au moment de cet entretien.

des statuts sociaux, mais des identités qui reconfigurent les priorités et les représentations de soi.

Lors de notre dernière rencontre en 2021, Penda est toujours mariée, son enfant a presque trois ans, et elle insiste sur son désir de se renouveler. Elle a coupé les liens avec ses anciens camarades du CEPIAD, s'est lancée dans un petit commerce de fatayas et de beignets, et évoque avec fierté le regard de son père et de son mari. Pour elle, sortir de l'addiction, c'est aussi se réinscrire dans une dynamique sociale valorisante.

Ce processus de « renouvellement » souligne combien les trajectoires de sortie sont traversées par des logiques de genre, de reconnaissance sociale et de repositionnement identitaire. Il invite aussi à interroger la durabilité de ces transformations : si les rôles sociaux peuvent catalyser le changement, leur instabilité — divorce, précarité, isolement — peut fragiliser le rétablissement. Le cas de Penda montre une sortie de l'addiction réussie, mais rappelle que celle-ci reste conditionnée par un équilibre social et affectif à préserver.

Soda, s'en sortir à petits pas

> Soda est née en 1966 à Dakar, se marie une première fois à 16 ans et donne naissance à six enfants, dont l'un décède. Après une dizaine d'années de vie conjugale, l'arrivée d'une coépouse, vécue comme une trahison, conduit au divorce. Son mari récupère les enfants et les confie à la coépouse, ce qui plonge Soda dans une profonde désillusion. Elle commence alors à consommer de l'alcool et du cannabis dans les bars, puis de l'héroïne, et plus tard de la cocaïne. Pour financer ses consommations, elle exerce une activité de prostitution pendant trois à quatre ans. Elle se remarie avec un homme également consommateur d'alcool et de cannabis. C'est dans ce contexte qu'elle découvre sa séropositivité, diagnostiquée à l'hôpital de Ouakam. Elle nous confie que c'est son second mari qui lui a transmis le VIH.
>
> Face à l'addiction, Soda explore plusieurs stratégies de sevrage : hospitalisa-tion en psychiatrie, tentatives d'abstinence, puis recours au CEPIAD. Lors de notre première rencontre en 2017 à la Médina, elle hésite à fréquenter le centre, craignant la

stigmatisation et doutant de l'efficacité de la méthadone. Elle entame une démarche d'inscription à l'ouverture du CEPIAD, mais abandonne en raison de la lenteur du processus. Ce n'est qu'à la fin de la même année, grâce aux sensibilisations menées par les pairs médiateurs, qu'elle accepte de s'y rendre.

Depuis, elle suit son traitement méthadone et participe activement aux activités du centre. Lors de notre dernière rencontre en 2022, elle affirme être sortie de l'addiction à l'héroïne, tout en reconnaissant une consommation persistante de cocaïne qu'elle souhaiterait interrompre.

Le début d'une re-socialisation grâce au CEPIAD

Soda considère le CEPIAD comme une « solution miracle » à son problème d'addiction, bien qu'elle n'ait pas cessé toute consommation. Pour elle, la guérison ne se mesure pas uniquement à l'abstinence, mais au changement de regard de son entourage et au retour à une vie sociale depuis sa stabilisation. Pour comprendre cette perception, il faut revenir sur sa trajectoire marquée par la perte de liens et la relégation sociale. Cette situation, Soda nous la raconte avec beaucoup d'émotion :

> *« Avant, j'étais belle et respectable, mon mari était riche, je ne manquais de rien, (...), mais on m'a maraboutée, l'affaire de coépouse, je ne sais pas qui, mais seul Dieu sait... (...). Par la suite on a enceinté deux de mes filles, ensuite je suis entrée dans la drogue en fumant du cannabis car j'étais découragée, déçue. (...) Ensuite mon ex-mari est décédé, (...) mes enfants sont restés avec ma coépouse à cause de la vie que je menais (elle pleure). Lors du mariage de ma fille, c'est une autre femme [la coépouse] qui a encaissé la dote qu'on lui a offerte. Ma fille-là est l'ainée de mes enfants et cela m'a fait très mal. Le mariage m'a trouvée dans un bar (...) ».*
>
> *« J'ai vécu ce malheur mais actuellement je rends grâce à Dieu. (...) (elle pleure). Si le CEPIAD n'était pas là, je serais morte il y a longtemps (...). Tout le monde m'a tourné le dos, même ma mère (elle pleure). (...). J'ai essayé plusieurs fois de me sevrer... »*
>
> [Après avoir arrêté sa consommation pendant deux mois par abstinence, elle découvre son statut VIH]. *« Ils m'ont*

dit que j'ai eu le virus, ce jour-là j'avais tellement honte et c'était la fin du monde pour moi. Alors j'ai réalisé que mon amaigrissement n'était pas dû à la came mais plutôt à cette maladie. Je me souvenais que parfois je me disputais avec des amis qui me disaient que je ressemble à un malade du sida, donc c'était vrai. C'est après que j'ai recommencé à fumer car je ne voulais plus de la vie ».

Ce recit traduit une trajectoire marquée par l'exclusion : perte de statut, de liens familiaux, de santé, et même de solidarité entre pairs. Dans ce contexte, le CEPIAD devient pour Soda un espace de survie et de resocialisation. Lorsque les appartenances sociales sont fragilisées, le lieu de soin offre une nouvelle forme de sociabilité, comme nous l'explique Soda :

« J'aime venir au CEPIAD, les patients sont mes partenaires et on doit nous laisser nous voir au lieu de nous demander de rentrer, comme on le fait maintenant[74]*. (...) Les activités aussi qu'on nous proposait étaient très intéressantes, notamment la cuisine. L'homme est le remède de l'homme*[75] *».*

Suivie depuis trois ans, Soda a progressivement arrêté l'héroïne grâce aux ajustements de la dose de méthadone (20 mg, 50 mg, puis 60 mg). Elle se sent désormais guérie, retrouve sa place de mère, respecte son traitement ARV, et bénéficie du soutien de son mari. Ce retour à une vie sociale constitue pour elle une forme de rédemption :

« Je rends grâce à Dieu, je me lave, je prie et je n'ai aucun problème avec les autres. (...) Je mène une vie normale. (...) L'assistant social m'a beaucoup aidée (...) avec le (projet) CODISEN à faire les examens de santé. (...) Là on me considère dans ce milieu (...) c'est juste que ça a changé ma vie... »

Cette perception du CEPIAD comme bénéfique à l'adaptation des patients a été évoquée dans d'autres récits de vie. Certaines femmes

---

[74] Dans le contexte du Covid-19, le personnel du CEPIAD a demandé aux UD de ne plus se regrouper dans le centre pour respecter la distanciation sociale.

[75] Aphorisme qui renvoit à l'idée de solidarité entre les hommes.

déclarent avoir cessé la prostitution avec le recours au CEPIAD et avoir regagné la confiance de leurs familles. Pour Soda également, les liens familiaux se reconstruisent partiellement :

> *« Maintenant je me suis rapprochée de mes enfants (...). Ma fille ainée (...) me regarde toujours d'un mauvais œil (...). Mon garçon me trouvait parfois à la rue 5 pour m'aider (...). Elle me disait que si j'achète de la drogue avec son argent, elle ne me le pardonnerait jamais (...) ».*

Le récit de Soda illustre la manière dont le CEPIAD, au-delà du TSO, offre un soutien social qui influence les trajectoires de sortie. Les activités proposées, les liens entre patients, et l'accompagnement médical et social constituent une sociabilité alternative pour des personnes marquées par l'exclusion. Ici, sortir de l'addiction, c'est aussi amorcer une réadaptation sociale, où la reconnaissance et la reconstruction des liens jouent un rôle central.

Le désir d'arrêter toutes les autres drogues

La plupart des femmes sous méthadone au CEPIAD consomment parfois plusieurs produits, simultanément ou en alternance, même après l'arrêt de l'héroïne (ce qui est qualifié en addictologie de « polyconsommation »). C'est le cas de Soda, qui continue à consommer du cannabis et de la cocaïne. Elle exprime le désir d'arrêter toute consommation, mais reconnaît que la cocaïne l'aide à gérer le stress et les migraines :

> *« Actuellement, j'ai abandonné complètement l'héroïne (...). Je fume toujours le chanvre indien et le crack (...) Je le consomme au feeling. (...) Je veux l'arrêter (...). Je ne sais pas s'il y a des médicaments pour le crack (...). Je vais essayer d'en discuter avec les médecins (...). Si j'avais une activité à mener, j'allais l'arrêter. (...) Quand je reste comme ça, je pense beaucoup (...) ».*

Même si la consommation de cocaïne semble revêtir une fonction thérapeutique permettant la gestion du stress pour Soda, elle estime avoir besoin d'aide pour s'en sortir. Alors que le CEPIAD propose une psychothérapie pour les consommatrices de cocaïne, elle semble méconnaitre cette offre.

DES STRATEGIES DE SORTIE BASEES SUR L'AGENCEITE

Les récits de Siga, Penda et Soda révèlent trois types de trajectoires de sortie de l'addiction : sans substitution, par changement de statut social, et par resocialisation. Dans le cas de Siga, la sortie repose sur une dynamique auto-contrôlée, portée par la volonté individuelle, la rupture avec le milieu des UD et l'accès à une nouvelle identité valorisée, celle de médiatrice. Pour Penda, le changement de statut (épouse, mère) agit comme levier de transformation. Le CEPIAD est perçu comme un soutien, mais la méthadone est vue comme une dépendance secondaire, rejetée au nom du refus du stigmate de « junkie ». La guérison est alors attribuée à des rôles sociaux valorisés dans le contexte sénégalais. Enfin, pour Soda, la resocialisation amorcée au CEPIAD est vécue comme une rédemption : le centre devient un espace de reconstruction identitaire et de dé-stigmatisation, où la sortie se fait par étapes.

Les trajectoires montrent que l'addiction, au-delà de sa définition biomédicale, est une construction sociale. Les tournants décisifs (maladie, maternité, rupture familiale, mariage) agissent comme déclencheurs contextuels, obligeant à reconfigurer les usages. Il est souvent difficile de distinguer ce qui relève du soin de ce qui dépend de l'agencéité individuelle. Cet aspect a été souligné en sciences sociales, notamment par le sociologue Robert Castel qui avait défendu dès les années 1990 que l'addiction s'inscrit dans un tissu de relations, de ruptures et de recompositions (Castel et al., 1998). La sortie ne suit pas un modèle linéaire. Elle peut alterner abstinence, rechutes, réduction des risques et consommation contrôlée. Elle repose sur une combinaison de facteurs : accès aux soins, ressources personnelles, soutien social et volonté. Ce processus, rarement définitif, s'inscrit dans une temporalité longue et fluctuante.

Les recherches menées au Sénégal identifient cinq voies de sevrage chez les hommes : hospitalisation psychiatrique, incarcération volontaire, automédi-cation, voyage hors du milieu et recours au CEPIAD (Ndione et Desclaux, 2021). Comparées aux trajectoires féminines, ces stratégies révèlent des différences marquées par les rôles de genre. Les femmes mobilisent davantage des aspects émotionnels et relationnels : désir de protéger son enfant, de retrouver sa place de mère, de réparer des liens familiaux. Les hommes, eux, s'appuient sur des déterminants biographiques plus externes (Ndione et Desclaux, 2021). Nos observations au Sénégal se rapprochent davantage de celles d'une étude menée au Canada en 2016, qui montrait que la grossesse et la maternité jouent un rôle important dans la sortie des addictions (Couvrette, Brochu et Plourde, 2016). Pour les femmes plus particulièrement, les difficultés à assumer leurs responsabilités parentales et la crainte que leurs enfants ne deviennent dépendants ou ne leur soient enlevés sont les principaux déterminants de l'arrêt de la consommation de drogues. Ainsi, nos obser-vations laissent penser que les différences de genre sont plus importantes que les différences de contexte socioculturel.

Nos résultats montrent que les facteurs psychosociaux sont importants dans le processus de guérison. L'offre de soins du CEPIAD est essentielle pour les femmes, même si elles ont leurs stratégies de sortie qui reposent sur leur agencéité, et même si le changement de statut social vers un statut d'épouse et mère, très valorisé dans la société sénégalaise, peut avoir un impact majeur sur leur condition (ce qui n'est pas observé dans tous les cas). On peut penser qu'un counseling auprès des femmes usagères, qui situerait chacune d'entre elles en examinant la possibilité qu'elle rejoigne une de ces trois possibles trajectoires, constituerait une intervention genrée qui pourrait être testée au CEPIAD et dans les autres centres de traitement des addictions.

CONCLUSION. DES NEGOCIATIONS ENTRE IDENTITES DE GENRE ET DISPOSITIF DE SOINS

Les trajectoires de sortie de l'addiction observées au CEPIAD montrent que les femmes expérimentent en construisant la sortie de l'addiction suivant un ensemble de négociations entre normes sociales, identités genrées et dispositifs de soin. Elles montrent que la sortie ne se résume ni à l'abstinence ni à la substitution, mais s'inscrit dans une dynamique relationnelle et contextuelle, où les femmes mobilisent des ressources propres affectives, sociales et symboliques, pour se réinventer.

Loin d'être un simple processus médical linéaire, la sortie de l'addiction est une recomposition biographique. Les récits de Siga, Penda et Soda révèlent que les femmes usagères ne sont pas seulement des patientes passives, mais des actrices de leur propre transformation. Elles négocient avec les dispositifs, contournent les injonctions, et réinterprètent les normes de genre pour retrouver une place dans la société.

L'agencéité féminine se manifeste dans des choix parfois invisibles : refuser l'étiquette de « junkie », vouloir protéger son enfant, se distancier du milieu de consommation, ou encore investir les espaces de soin comme lieux de sociabilité. Ces stratégies ne sont pas marginales : elles sont centrales dans les processus de rétablissement. Elles montrent que la guérison ne passe pas uniquement par un traitement médical, mais aussi par la restauration de liens, la revalorisation de soi et la reconnaissance sociale.

Les trajectoires féminines interrogent les dispositifs de soin dans leur capacité à accueillir des subjectivités multiples. Elles invitent à penser une approche genrée du traitement, qui ne se contente pas d'adapter des interventions, mais qui reconnaît les expériences spécifiques des femmes dans leur rapport aux drogues et aux soins. Le CEPIAD, en tant qu'espace de réduction des risques, offre une ouverture vers cette reconnaissance, mais les récits montrent aussi les limites du dispositif.

Penser la sortie comme un processus, c'est reconnaître que les femmes ne sortent pas seulement de l'usage de drogues : elles sortent d'un monde qui les a reléguées, et cherchent à en construire un autre, où elles puissent exister autrement. C'est dans cette quête de transformation fragile que se joue la promesse d'un aller mieux.

CONCLUSION
COMMENT VIVRE AVEC LES DROGUES EN PRENANT EN COMPTE LES PARTICULARITES FEMININES ?

Les drogues constituent une réalité sociale, une donnée permanente avec laquelle les sociétés composent depuis toujours. En Afrique de l'Ouest, la politique dominante repose encore largement sur un modèle prohibitionniste hérité des conventions internationales. Cette approche criminalise à la fois l'usage et le trafic et diffuse une représentation des drogues comme un fléau pour la société. Dans ce cadre, l'UD est perçu d'abord comme un délinquant, à réprimer plutôt qu'à comprendre. Pourtant, cette « guerre à la drogue » menée depuis plusieurs décennies a largement échoué. Elle a généré plus de dommages que de solutions : stigmatisation, difficultés d'accès aux soins, surcharge carcérale et violations des droits humains. Face à cette logique punitive, des mouvements citoyens, des réseaux d'usagers et des acteurs institutionnels locaux et internationaux dénoncent cette approche et appellent à un changement de paradigme en faveur de la RDR, centrée sur la santé et les droits humains. Le véritable enjeu aujourd'hui n'est plus l'éradication illusoire des drogues, mais la réduction de leurs conséquences sanitaires et sociales.

Au Sénégal, cette transition est amorcée. Bien que l'usage reste criminalisé, des dispositifs pionniers comme le CEPIAD ouvrent la voie à un modèle hybride combinant soins, réduction des risques, promotion de mesures punitives moins sévères et alternatives à l'incarcération. Ce tournant s'accompagne d'une volonté de redéfinition des textes législatifs, portée par une vision plus humaine, centrée sur la santé publique et les droits. Dans ce cadre, l'usager est progressivement requalifié en patient. Le modèle médical gagne du terrain : il promeut une lecture de l'usage de drogues comme une maladie chronique, nécessitant un accompagnement continu, et non une sanction. Les femmes usagères, souvent perçues à travers le prisme de la vulnérabilité, sont au cœur de ce débat. Mais elles restent encore la « face cachée » des politiques et des structures de soins, prises entre invisibilité, tabou social et double stigmatisation en tant que femmes et en tant qu'usagères de drogues.

Alors, que signifie vivre avec les drogues pour les femmes au Sénégal ? Quelles réponses peut-on construire à partir de leurs récits, de leurs besoins, de leurs réalités ? Il ne s'agit pas simplement d'ajouter une « dimension genre » aux politiques existantes, mais de repenser en profondeur les cadres d'intervention. Mieux connaître les usages des femmes dans leur diversité, leurs logiques, leurs temporalités est une condition essentielle pour formuler des politiques efficaces, égalitaires et durables. Car vivre avec les drogues, pour les femmes, suppose aussi de vivre avec la société, et non à sa marge.

Que signifie vivre avec les drogues pour les femmes au Senegal ?

Cette recherche a permis d'identifier quatre profils types parmi les femmes utilisant des drogues comme l'héroïne, la cocaïne/crack et le tramadol en produit principal : les jeunes femmes issues du monde de la nuit et du divertissement ; les femmes des quartiers populaires ou des associations de TS ; les *anciennes junkies* connues dans les milieux des UD ; les femmes isolées, dépendantes aux médicaments antidouleurs.

Les récits initiatiques témoignent de multiples formes d'entrée dans l'usage : initiation par les pairs, initiation à l'insu ou prescription médicale initiale. Ces récits confirment que les drogues ne sont pas uniquement associées à la marginalité : elles sont aussi un moyen d'explorer, de résister, de gérer la douleur qu'elle soit physique, psychique ou sociale. On y retrouve des motivations à consommer diverses : recherche de plaisir, gestion du stress, gestion de la maladie, rejet des normes sociales, ou réponse à des traumatismes familiaux.

La vulnérabilité des femmes UD ne se réduit pas à leur genre ou à leur statut de consommatrices. Elle est aussi construite par des contextes : précarité, migration, isolement social, lois punitives, rejet familial, prostitution. Ces vulnérabilités expliquent en partie la persistance de l'usage, malgré ses effets délétères pour certaines. Les femmes vivent de multiples formes de stigmatisation dans la société mais aussi dans les soins et même au niveau intra-communautaire, au sein des milieux d'usagers. Cette stigmatisation est aussi à la base d'une auto-stigmatisation très forte qui les maintient dans l'invisibilité.

Mais les récits ne sont pas homogènes. Certaines trajectoires sont plus fluides : elles ne sont pas toutes traversées par la précarité ou les événements traumatiques. Des femmes consomment de manière récréative, ponctuelle, ou par recherche de plaisir. D'autres parviennent à gérer leur consommation, à en maîtriser les risques. Ce pluralisme des expériences doit être reconnu, car il déstabilise la vision homogénéisante d'une femme UD forcément dépendante et en détresse.

Un élément transversal émerge pourtant dans presque toutes les trajectoires : la culpabilité envers les enfants et les mères. Elle est intériorisée comme une dette morale, alimentée par les jugements sociaux et familiaux. Ce sentiment de honte pousse la plupart des femmes à rester dans l'ombre et à se cacher.

Vivre en tant que femme UD implique de développer des compétences singulières : pour certaines, la maîtrise des modes d'usage, la connaissance fine des produits et de leurs effets, les techniques de RDR ; et pour d'autres la dissimulation, la gestion de la santé et la gestion sociale de l'usage dans un environnement où l'usage est marqué par la condamnation morale.

Les jeunes femmes issues du monde de la nuit et du divertissement sont souvent insérées dans des réseaux où la consommation est banalisée mais pas nécessairement revendiquée comme un mode de vie ni comme une identité sociale.

Les femmes des quartiers populaires, dont certaines sont membres d'associations de travailleuses du sexe (TS), font parfois face à des difficultés économiques et sociales qui les exposent fortement aux drogues, sans pour autant revendiquer une culture de l'usage.

Les femmes connues dans les milieux, parfois qualifiées d'anciennes junkies, appartiennent plus nettement à une sous-culture de l'usage, avec des normes, des codes, un langage, des expériences partagées, et une identité collective construite autour de l'usage. Ces femmes appartiennent à un milieu où se construisent des sociabilités, des pratiques partagées, et des savoirs expérientiels. Dans ce milieu, les pratiques d'injection ont nettement diminué depuis l'introduction des programmes de RDR, au profit de l'inhalation ou de la consommation fumée (héroïne, cocaïne/crack), reflet des évolutions des politiques de santé.

Les femmes isolées, dépendantes aux médicaments, sont souvent issues de milieux plus stables socialement. L'usage y reste privé, silencieux, médicalisé, et rarement inscrit dans une logique de groupe ou de revendication identitaire. Ces profils, moins marginalisés, sont aussi moins visibles des programmes de RDR.

La majorité des récits révèle des vulnérabilités croisées : prostitution, violences, incarcération, maternité difficile, stigmatisation. Ces facteurs rendent plus compréhensible l'entrée dans la consommation et la difficulté à en sortir, du point de vue des femmes elles-mêmes. Cependant, les trajectoires de sortie démontrent que la guérison est un processus long, non linéaire et contextuel. Elle dépend autant des individus que des structures sociales, du moment biographique, et du soutien disponible : réinsertion, mariage, parentalité ; réactivation de liens sociaux ; un cadre de soins structurant, notamment le CEPIAD. Pour ce dernier point, l'entrée dans les soins ne signifie pas seulement un traitement. Elle est aussi un retour à soi, une tentative de réintégration dans un tissu social qui les avait rejetées. Les trajectoires de sortie ne sont pas uniquement liées aux réponses médicales ; elles sont aussi morales, et participent d'un travail de réhabilitation de soi, au cœur duquel les femmes revendiquent leur agencéité.

Travis (2019) souligne que jusqu'aux années 1970, les femmes UD ont été ignorées dans les politiques de santé publique au niveau mondial. Ce n'est qu'avec la deuxième vague féministe et le développement d'un mouvement spécifique sur l'alcoolisme féminin qu'elles ont commencé à être considérées comme un groupe à part entière. Cependant, contrairement à d'autres problématiques traitées par le féminisme (viol, violence domestique, etc.), peu d'efforts ont été faits dans la recherche féministe pour théoriser ou historiciser l'usage de drogues chez les femmes (Travis, 2019). Ainsi le narcoféminisme est apparu en 2019 comme un principe fédérateur pour les femmes consommatrices de drogues, visant à créer des passerelles entre les luttes féministes et l'activisme des usagères de drogues. Les progrès réalisés par les luttes féministes ont permis au mouvement narcoféministe de se développer (Chang, 2023 ; Simon et al., 2025 ; Jauffret-Roustide et al, 2025). Le narcoféminisme se donne pour mission de reprendre l'interprétation des récits dominants sur l'usage de drogues, qu'ils soient ancrés dans des logiques patriarcales de contrôle ou dans des approches médicales qui réduisent les personnes à des malades. Là où ces discours tendent à nier la valeur d'une vie avec les drogues, il reconnaissent les stratégies d'auto-soins portées par celles qui consomment, en soulignant que l'usage peut être un catalyseur de solidarité, de soutien mutuel et d'organisation collective (Chang, 2023 ; Dennis, Pienaar et Rosengarten, 2023). Malgré les avancées des rapports de genre grace aux luttes féministes, les transformations rencontrent des résistances d'autant plus fortes lorsque les femmes sont issues de groupes déjà marginalisés. Ainsi, les consommatrices de drogues subissent une surcharge de stigmatisation lorsqu'elles cumulent d'autres formes d'exclusion, qu'il s'agisse de la migration, du travail du sexe ou de la grande précarité. Ce constat réaffirme la pertinence d'une lecture intersectionnelle. Pour déconstruire ces formes d'exclusion croisées, une mobilisation collective est indispensable (Coppel et Perrin, 2024 ; Faye et al, 2025).

QUELLES REPONSES PEUT-ON CONSTRUIRE A PARTIR DE LEURS RECITS, DE LEURS BESOINS, DE LEURS REALITES DANS LE RESPECT DE LEURS DROITS ?

Le CEPIAD et son dispositif de RDR, notamment à travers le programme CODISEN, ont été conçus pour répondre à une syndémie complexe, où s'imbriquent vulnérabilités médicales (multi-pathologies chroniques, VIH, hépatites, santé mentale) et vulnérabilités sociales (précarité, usage problématique, exclusion). Le dispositif a permis une amélioration notable des conditions de vie de nombreux usagers, hommes comme femmes.

Les entretiens menés au CEPIAD révèlent que les femmes apprécient globalement l'offre de soins : la substitution à la méthadone, les sensibilisations, les activités génératrices de revenus. Ce sentiment de satisfaction se traduit souvent, dans leurs parcours, par une diminution ou un arrêt de la consommation, une amélioration physique, une reprise de lien social. Cependant, la question de l'accès reste centrale. L'invisibilité des femmes UD complique leur repérage et leur mobilisation dans les dispositifs. Elles sont minoritaires dans les structures de soin, ce qui reflète une stratégie d'évitement : pour beaucoup, rester cachée est un choix rationnel, une protection contre la stigmatisation sociale. Cette stratégie de retrait est alimentée par la peur d'être reconnue comme consommatrice, travailleuse du sexe, ou encore mère jugée déviante. Certaines femmes redoutent de porter atteinte à la réputation de leurs enfants, ou d'être rejetées par leur entourage.

Parmi les femmes rencontrées, certaines sont travailleuses du sexe, professionnelles ou occasionnelles. Elles accèdent davantage aux services des ONG ou des associations, et déclarent des réticences à fréquenter des structures comme le CEPIAD, où elles craignent les regards et jugements de leurs pairs masculins, mais aussi ceux des soignants. Certaines expriment leur manque de confiance dans l'efficacité du traitement concernant les drogues comme la cocaïne ou le crack, produits pour lesquels les réponses restent peu adaptées. D'autres disent manquer de temps, de motivation, ou encore ne pas se reconnaître dans l'offre actuelle, jugée peu attractive ou trop masculine.

Les besoins exprimés varient en fonction des profils. Les jeunes femmes du monde de la nuit ou des quartiers populaires, les anciennes junkies du milieu des UD, ou encore les consommatrices de médicaments isolées, ne vivent pas les mêmes réalités. Certaines réclament des services mobiles pour limiter l'exposition sociale ; d'autres souhaitent une meilleure prise en compte de la santé sexuelle et reproductive, ou des espaces d'écoute entre femmes où la non-mixité soit valorisée. Toutes appellent à des services différenciés, gratuits, confidentiels et sécurisés.

Au Sénégal, quelques initiatives sensibles au genre émergent, portées majoritairement par des financements internationaux. Nous les avons classées en deux catégories : un accueil centré sur les femmes, avec des efforts pour valoriser la non-mixité et un accompagnement axé sur l'autonomisation et l'empouvoirement des associations.

Mais ces efforts restent ponctuels, souvent dépendants des bailleurs du Nord. De plus, ils ciblent principalement un seul profil de femme UD : celle identifiée comme « vulnérable au VIH », usagère dépendante. Ce cadrage crée un effet d'exclusion : les femmes aux usages moins visibles, festifs ou maîtrisés, ne se sentent pas concernées. Le paradigme du « même service pour toutes » ne suffit pas. Il ignore les intersectionnalités à l'œuvre : être femme, UD, TS, PVVIH... autant de statuts qui interagissent et produisent des formes spécifiques d'exclusion.

Sans une réelle prise en compte de ces multiples appartenances, les obstacles à l'accès aux soins resteront structurels. Les discriminations, l'auto-exclusion et la stigmatisation resteront des obstacles pour l'efficacité des politiques publiques. La réponse ne peut donc plus être seulement biomédicale ou moralement corrective. Elle doit être globale, inclusive, féministe et décoloniale, c'est-à-dire penser la santé des femmes UD à partir de leurs savoirs, de leurs récits, et de leurs réalités et non de catégories importées ou normalisantes.

Une approche basée sur le genre dans le domaine des drogues prend en compte les aspects biologiques et sociaux, les expériences et les identités socialement construites des filles, des femmes, des garçons et des hommes, dans une société donnée, et l'influence de ces éléments sur les problèmes liés aux drogues. Les services « sensibles au genre » centrés sur la femme sont fondés sur la création d'un environnement qui encourage l'utilisation des services par les femmes. Cela suppose que le choix du site, la sélection du personnel, le développement du programme, le contenu et le matériel du programme doivent refléter une compréhension des besoins des femmes. Les programmes doivent être conçus avec et pour les femmes UD, en reconnaissant leurs besoins spécifiques. Harm Reduction International préconise d'associer les femmes à toutes les étapes des interventions qui leur sont adressées, de la conception à la mise en œuvre jusqu'à l'évaluation (HR 2018, 2025).

Dans le champ des drogues et des addictions, une diversité de modèles de réponses fondés sur des preuves est utilisée à l'échelle internationale : groupes de parole, éducation thérapeutique, médiations corporelles ou artistiques, (re)socialisation, santé et justice. Au CEPIAD, dans un bâtiment appelé « case de Collomb », ont été créées il y a plus de soixante-dix ans les penc'[76], des rencontres thérapeutiques inspirées des forums publics de la culture wolof, associant les patients, leurs accompagnants (souvent les familles) et les soignants. Ce dispositif était emblématique de l'école de Dakar (ou école de Fann), créée par le Pr Henri Collomb avec le Dr Moussa Diop, qui a posé les bases de l'ethnopsychiatrie en intégrant des soins traditionnels à l'hôpital, et en valorisant la dimension culturelle de la maladie mentale (Collignon, 1978). Depuis 2015, les groupes de parole (limités aux patients sans leurs familles et leurs accompagnants pour respecter la confidentialité) sont devenus un dispositif courant dans la prise en charge des personnes vivant avec le VIH. Ils étaient proposés aux femmes au CEPIAD jusqu'à ce que les restrictions budgétaires limitent ces activités, et ils ont été partiellement repris par les associations de FUD. Par ailleurs, des groupes de parole mixtes proposés pendant plusieurs années au CEPIAD ont été centrés sur la prise de méthadone, ou d'autres thèmes liés au traitement. Détachés de considérations ethnopsychiatriques, ces groupes de parole étaient

[76] *Penc* (wolof) : palabre et place de palabres, assemblée villageoise.

très appréciés par les UD en traitement par la méthadone, hommes et femmes.

Le suivi gynécologique est un besoin crucial pour les femmes UD, souvent exposées à des pratiques sexuelles à risques, à la non-utilisation du préservatif. Ces comportements augmentent les risques infectieux et les grossesses non désirées. La consommation d'opiacés peut entraîner des complications obstétricales. La santé sexuelle et reproductive inclut le suivi gynécologique, la contraception, les consultations prénatales et le dépistage des comorbidités. Dans d'autres contextes, certains dispositifs centrés sur les femmes proposent un accompagnement périnatal et parental, dimension encore peu présente au Sénégal. L'intégration de services gynécologiques permanents permettrait un meilleur suivi.

La RDR ouvre aussi la voie à une participation active des usagers aux politiques publiques. Le modèle des groupes d'auto-support, porté par les acteurs communautaires, responsabilise les pairs dans leur rétablissement. Il compense le manque de prise en compte des besoins par les institutions. Ces groupes, engagés dans les réflexions locales et internationales, se structurent autour de l'entraide ou de la défense d'intérêts, valorisant l'expertise des UD. Ils militent pour des réformes politiques, la RDR et la reconnaissance citoyenne des usagers.

Concernant le Sénégal et l'Afrique de l'Ouest, il existe très peu d'études sur les mobilisations associatives identitaires autour de l'usage de drogues et sur les associations féminines, qui permettraient d'aborder l'intersectionnalité des mobilisations.

Ce travail met en lumière les spécificités des femmes face aux drogues, les besoins auxquels le CEPIAD et les dispositifs de RDR répondent partiellement, et ceux qu'ils pourraient mieux intégrer. Il souligne la diversité des situations et des demandes, tout en expliquant le faible recours aux programmes. Il sera intéressant de comprendre, à travers d'autres études, si ces constats sont propres au Sénégal ou partagés à l'échelle régionale.

REFERENCES BIBLIOGRAPHIQUE

Agence Nationale de la Statistique et de la Démogtaphie (ANSD), Situation Economique et Sociale régionale de Thiès (SES, 2024). https://www.ansd.sn/sites/default/files/2026-02/SES%202024-THIES.pdf

ANE M.-G., 2017. *Drug policy in Africa: Towards a human rights-based approach*, https://idpc.net/publications/2017/04/drug-policy-in-africa-towards-a-human-rights-based-approach

ARMSTRONG ARMSTRONG G., KERMODE M., SHARMA C., LANGKHAM B.ET CROSTS N. 2010. Opioid substitution therapy in Manipur and Nagaland, Northeast India: Operational research in action. Harm Reduction Journal, 7:29. doi: 10.1186/1477-7517-7-29.

ARTE, REAL. 2019. Togo : la folie du Tramadol | ARTE. 24:35. https://www.youtube.com/watch?v=6lgAh9_IOA0

AYON S., NDIMBII J., JENEBY F., ET AL. 2018. « Barriers and facilitators of access to HIV, harm reduction and sexual and reproductive health services by women who inject drugs: role of community-based outreach and drop-in centers ». AIDS Care 30 (4): 480-87. https://doi.org/10.1080/09540121.2017.1394965 .

BA I., LEPRÊTRE A., MAYNART M., 2015. Ouverture du CEPIAD à Dakar, premier centre méthadone en Afrique de l'Ouest. *SWAPS*, 78, https://vih.org/drogues-et-rdr/20150806/ouverture-du-cepiad-a-dakar-premier-centre-methadone-en-afrique-de-louest/

BA M., 1987. *Une si longue lettre*, Dakar, Nouvelles éditions africaines du Sénégal, 135 p.

BALAJI D., MLUNDE L.B., TRAN O.C., *et al.*, 2016. First Report of Gender Based Violence as a Deterrent to Methadone Access Among Females Who Use Heroin in Dar es Salaam, Tanzania, *AIDS and Behavior*, 21, 2093–2100, https://link.springer.com/article/10.1007/s10461-016-1529-0

BANQUE MONDIALE. 2011. *Comprendre la dynamique du khat à Djibouti Aspects sociaux, économiques et de santé*. Rapport No

62823-DJ. Région Afrique du Nord et Moyen Orient. Banque mondiale.

BEAUGE ET PELEN EAUGE, GILBERT, ET JEAN-NOËL PELEN (1995). *Photographie, ethnographie, histoire. Présentation.* Le Monde alpin et rhodanien. Revue régionale d'ethnologie 23, no 2 : 7-17. https://doi.org/10.3406/mar.1995.1560 .

BECKER H., 1963. *Outsiders. Studies in the sociology of deviance*, New York, The Free Press, 213 p.

BECKER H.S., 2001. *Qu'est ce qu'une drogue ?* Anglet, Atlantica.

BOILAT P.-D., 1984. *Esquisses sénégalaises, physionomie du pays, peuplades, commerce, religion, passé et avenir, récits et légendes.* Paris, Karthala, 551 p. (1ère édition 1853, Paris, Bertrand, 512 p). https://gallica.bnf.fr/ark:/12148/bpt6k103361c.

BONI T.S., 2011. *Que vivent les femmes d'Afrique ?* Paris, Karthala.

BOUVET M., 2017. « Lise Demailly et Nadia Garnoussi (dir.), Aller mieux. Approches sociologiques », *Lectures.* https://journals.openedition.org/lectures/22988

BOUSCAILLOU, DR JULIE, JEROME EVANNO, DR MYRTILLE PROUTE, DR NIKLAS LUHMAN, PASCAL BLANCHETIERE, ET DR EDGAR DURAND. 2014. « Santé des personnes usagères de drogues à Abidjan en Cote d'ivoire: Prévalence et pratiques à risque d'infection par le VIH, les Hépatites virales, et autres infections ». Abidjan/ Cote d'ivoire: https://centrederessources.sidaction.org/sante-des-personnes-usageres-de-drogue-a-abidjan-en-cote-divoire/

BOYD S., 2004. « Femmes et drogues », *Psychotropes*, 10, 3, 153-172.

BOYE, SOKHNA. 2016. « L'allaitement au Sénégal: entre normes sociales et pratiques singuliéres ». Thése de doctorat, Lasap/Ethos, Université Cheikh Anta Diop de Dakar.

BRIDGE J., LOGLO M.-G., 2017. *Les lois ouest-africaines en matière de drogues : Résumé et revue.* IDPC, https://idpc.net/fr/publications/2017/11/lois-relatives-aux-drogues-en-afrique-de-l-ouest-une-revue-et-un-resume

BURTON-JEANGROS, C. 2017. « L'éthique (en) pratique : la recherche en sciences sociales ». Université de Genève. https://archive-ouverte.unige.ch/unige:99839 .

CARVALLO, SARAH. 2019. « L'éthique de la recherche entre réglementation et réflexivité ». Revue d'anthropologie des connaissances 13 (13-2). http://journals.openedition.org/rac/1094 .

CASTEL R., BENARD-PELLEN M., BONNEMAIN C. *et al.*, 1998. *Les sorties de la toxicomanie*, Fribourg, Editions Universitaires de Fribourg (Res Socialis), 296 p.

CHANG J., 2023. « Narcofeminism: A feminist auto-ethnography on drugs », *The Sociological Review*, 71, 4, 760-779. doi.org/10.1177/00380261231176893

CHARLES M., BRITTO G., 2001. « Le contexte socioculturel de l'usage des drogues et ses implications pour les politiques de lutte contre la toxicomanie », *Revue internationale des sciences sociales*, 169, 3, 509-517.

CILD, 2016. *Plan stratégique national de lutte contre la drogue 2016-2020*, Dakar, Ministère de l'intérieur et de la sécurité publique, Conseil interministériel de lutte contre les drogues. https://www.unodc.org/cld/uploads/res//treaties/strategies/senegal/sen0001s_html/PSNLD-periode-2016-2020-VF.pdf

CISS I., TOURE A., 2015. « Face aux drogues, les groupes saafi et maniwel du Sénégal », *Déviance et Société*, 39, 2, 209-224.

CLAIR I., 2015. *Sociologie du genre*, Paris, Armand Colin, 132 p.

CLOUZEAU M., 2014. *Besoins de soins médicaux des consommateurs de drogues injectables à Dakar : diagnostic, analyses et recommandations*, Mémoire de Master 2 Santé publique et environnement, Université de Nancy, 74 p.

CLUZEL C., 2018. « Drogues : le Sénégal, zone de trafic, de consommation et de production », *Nouvelles de Dakar*. nouvellesdedakar.com

COLLIGNON R., 1978. « Vingt ans de travaux à la clinique psychiatrique de Fann-Dakar ». *Psychopathologie Africaine*, XIV, 2-3, 133-324.

COLLOMB H., DIOP M., AYATS H., 1962. « Intoxication par le chanvre indien au Sénégal », *Cahiers d'Études africaines*, 3, 9, 139-144.

CONRAD P., ET BERGEY M. 2015. « Medicalization: Sociological and Anthropological Perspectives ». In International Encyclopedia of the Social & Behavioral Sciences (Second Edition), édité par James D. Wright. Elsevier. https://doi.org/10.1016/B978-0-08-097086-8.64020-5 .

COPPEL A., 2004. « Figures de femmes… », *Le courrier des addictions*, 2, 54-58.

COPPEL A., AMAOUCHE M., BRAGGIOTTI L., 2020. *Le bus des femmes : prostituées, histoire d'une mobilisation.* https://journals.openedition.org/lectures/41918

COPPEL A., PERRIN S., 2024. « Women, gender and drugs: between research and action », *Harm Reduction Journal*, 21, 1, 200. doi.org/10.1186/s12954-024-01106-7

COQUERY-VIDROVITCH CATHERINE. 2013. *Les Africaines: Histoire des femmes d'Afrique noire du XIXe au XXe siècles*. Desjonquères.

COUTERON J.-P., 2006. « Toxicomanies, addictions, quel(le)s mode(s) de sortie ? », *Psychotropes*, 12, 3, 11-19.

COUTELLEC, LEO. 2019. « Penser l'indissociabilité de l'éthique de la recherche, de l'intégrité scientifique et de la responsabilité sociale des sciences ». Revue d'anthropologie des connaissances Vol. 13, N°2 (2): 381-98. https://www.cairn.info/revue-anthropologie-des-connaissances-2019-2-page-381.htm .

COUVRETTE A., BROCHU S., PLOURDE C., 2016. « The 'Deviant Good Mother': Motherhood Experiences of Substance-Using and Lawbreaking Women », *Journal of Drug Issues*, 46, 4, 292-307. doi.org/10.1177/0022042616649003

DAVIS K., 2015. « L'intersectionnalité, un mot à la mode. Ce qui fait le succès d'une théorie féministe », *Les cahiers du CEDREF*. https://journals.openedition.org/cedref/827

DENNIS F., PIENAAR K., ROSENGARTEN M., 2023. « Narcofeminism and its multiples: From activism to everyday minoritarian worldbuilding », *The Sociological Review*, 71, 4, 723-740. doi.org/10.1177/00380261231174962

DESCLAUX A., DIARRA A., MUSSO S. (dirs.), 2021. *Guérir en Afrique : Promesses et transformations*, Paris, L'Harmattan, 370 p.

DESCLAUX A., MSELLATI P., SOW K., 2011. *Les femmes à l'épreuve du VIH dans les pays du Sud. Genre et accès universel à la prise en charge*, Paris, ANRS, 256 p.

DIATTA N.V., 2012. *Drogue et changement social en milieu insulaire : la société Karone de Casamance à l'épreuve de l'économie du cannabis*, Thèse de doctorat en Sociologie, Dakar, Université Cheikh Anta Diop, 638 p.

DIOMBERA M., 2014. « Tourisme et développement local : vers une redéfinition des relations au niveau de la Petite-Côte sénégalaise ? », *Études caribéennes*, 26 doi.org/10.4000/etudescaribeennes.6736

DIOUF J. L., 2003. *Dictionnaire wolof-français et français-wolof*. Paris, Karthala, 591 p.

DOWNS L.L., ROGERS R., THEBAUD F., 2012. « Gender studies et études de genre : le gap », *Travail, genre et sociétés*, 28, 2, 151-168.

DUPERTUIS, VALERIE. 2006 « Plate-forme romande Femmes-Dépendances : pour la prise en compte des spécificités des dépendances des femmes ». Nouvelles Questions Féministes 25 (2): 144-47. https://doi.org/10.3917/nqf.252.0144 .

DUROS, MARINE. 2014. « La variable sexe suffit-elle pour comprendre les inégalités de genre ? : l'apport de l'intersectionnalité | *Cairn.info* ». 2014. https://www.cairn.info/revue-regards-croises-sur-l-economie-2014-2-page-80.htm .

DUVALL C.S., 2019. *The African Roots of Marijuana*, Durham, Duke University Press, 360 p.

DWYER S.C., BUCKLE J.L., 2009. « The Space Between: On Being an Insider-Outsider in Qualitative Research », *International Journal of Qualitative Methods*, 8, 1, 54-63. doi.org/10.1177/160940690900800105

EL GUENDI, SARAH. 2025. « Addiction et accès aux soins: une enquête qualitative auprès de femmes consommatrices de substances. » *Drogues, santé et société* 23 (2). https://drogues-sante-societe.ca/addiction-et-acces-aux-soins-une-enquete-qualitative-aupres-de-femmes-consommatrices-de-substances/

ELNAHAS G., THIBAUT F., 2023. Perinatal Psychoactive Substances Use: A Rising Perinatal Mental Health Concern. *Journal of Clinical Medicine*, 12(6):2175.

FALL SOKHNA R., THIÉBLEMONT-DOLLET S., 2009. « Du genre au Sénégal. Un objet de recherche émergent ? », *Journalistes et sociologues*, 16, 159-176.

FAYE R.A., DESCLAUX A., 2018. « La prise en charge des consommateurs de drogues injectables à Dakar: succès et échecs de la méthadone vus par les patients et les soignants », p. 7. *Régulations, Marchés, Santé : interroger les enjeux actuels du médicament en Afrique. Actes du colloque de Ouida, Bénin*, Mars 2018, 2019. https://shs.hal.science/halshs-02099232v1/document

FAYE R. A., DESCLAUX A, DIAGNE A. 2025. « The Gender Factor in Meeting the Needs of Women Who Use Drugs in Senegal ». *Harm Reduction Journal* 22 (1): 50. https://doi.org/10.1186/s12954-025-01186-z.

FAYE S.L.B., 2017. *Comprendre de l'intérieur le fonctionnement des prisons : pour des politiques carcérales adaptées*, Dakar, Sénégal, CODESRIA (Notes de politique du CODESRIA), 15 p. En ligne [https://codesria.org/IMG/pdf/notes_de_politique_n-_2_2017_sylvain_faye.pdf]

FELDMAN H.W., 1968. « Ideological supports to becoming and remaining a heroin addict », *Journal of Health and Social Behavior*, 9, 2, 131-139.

FORTANE, NICOLAS. 2010. « La carrière des « addictions » ». *Genèses*, no 78 (mai): 5-24. https://doi.org/10.3917/gen.078.0005 .

FOUQUET T., 2007. « De la prostitution clandestine aux désirs de l'Ailleurs : une 'ethnographie de l'extraversion' à Dakar », *Politique africaine* 2007/3, n°107. https://shs.cairn.info/revue-politique-africaine-2007-3-page-102?lang=fr&tab=texte-integral

FOUQUET T., 2011. « Aventurières noctambules ». *Genre, sexualité & société,* no 5 (juin). https://doi.org/10.4000/gss.1922 .

GABORIT P., ABRIL P., 2019. *Les stéréotypes de genre : identités, rôles sociaux et politiques publiques*. Paris, L'Harmattan, 344 pages

GCDP, 2012. « La guerre aux drogues face au VIH/sida : Comment la criminalisation de l'usage de drogues aggrave la pandémie mondiale ». R*apport de la commission mondiale pour la politique des drogues.* https://www.globalcommissionondrugs.org/wp-content/uploads/2012/03/GCDP_HIV-AIDS_2012_FR.pdf .

GERMES M., KÜNKEL J., LANGLOIS E., PERRIN S., SCAVO R., 2022. *Espaces genrés des drogues : parcours dans l'intimité, la fête et la réduction des risques*, Lormont, Le bord de l'eau.

GREA, 2018. « Sociologie des addictions », Groupement Romand d'Etudes des Addictions. https://grea.ch/dossier/addiction/

GREENFIELD S.F., GRELLA C.E., 2009. « What is 'women-focused' treatment for substance use disorders? », *Psychiatric Services*, 60, 7, 880-882. doi.org/10.1176/ps.2009.60.7.880

GRENIER-TORRES C., 2009. *Expériences de femmes ivoiriennes au cœur de l'épidémie de sida.* Etudes africaines. Paris: L'Harmattan.

GU, J., XU, H., LAU, J. T., HAO, Y., ZHONG, Y., FAN, L., ZHAO, Y., HAO, C., & LING, W. (2012). « Misconceptions predict dropout and poor adherence prospectively among newly admitted first-time methadone maintenance treatment clients in Guangzhou, China» . *Addiction*, 107(9), 1641–1649. DOI :10.1111/j.1360-0443.2012.03859.

GUETA K., 2017. « A Qualitative Study of Barriers and Facilitators in Treating Drug Use among Israeli Mothers: An Intersectional Perspective ». *Social Science & Medicine* (1982) 187 (aout): 155-63. https://doi.org/10.1016/j.socscimed.2017.06.031 .

GUEYE M., OMAIS M., 1983. « Tentative pour une approche socio-culturelle de l'usage abusif de "drogues" au Senegal », *Psychopathologie africaine*, 19, 2, 141-192.

Harm Reduction International (2018). Women and Harm Reduction: Global State of Harm Reduction 2018 briefing. https://hri.global/files/2019/03/06/women-harm-reduction-2018.pdf

Harm Reduction International (2025). Global State of Harm Reduction: 2025 update to key data. https://hri.global/publications/global-state-of-harm-reduction-2025-update-to-key-data

HCDH, 1979. *Convention sur l'élimination de toutes les formes de discrimination à l'égard des femmes.* Haut Commissariat des Nations Unies aux droits de l'homme. Bureau Afrique de l'ouest https://www.ohchr.org/fr/instruments-mechanisms/instruments/convention-elimination-all-forms-discrimination-against-women.

HCDH, AJS, 2015. *Rapport sur la situation des droits des femmes dans les lieux de détention au Sénégal.* Haut Commissariat des Nations Unies aux droits de l'homme. Bureau Afrique de l'ouest, Association des Juristes Sénégalaises, https://www.calameo.com/read/003338954c6ca334b50aa

INWUD, INPUD. 2016. *Bringing State Commitments to Gender Equality into Action.*

IRIS GROUP, 2021. *Mariage d'enfants, précoce et forcé : Une analyse d'économie politique du Sénégal.* Chapel Hill, 30 pages. https://www.fillespasepouses.org/apprentissage-ressources/centre-de-ressources/political-economy-analysis-of-child-early-and-forced-marriage-in-senegal/

ITO S., LÉPINE A., TREIBICH C., 2018. « The effect of sex work regulation on health and well-being of sex workers: Evidence from Senegal », *Health Economics*, 27, 1627-1652. doi.org/10.1002/hec.3791

JANSSEN, B., 2017. « Intersectionnalité : De la théorie à la pratique ». Centre d'éducation populaire André Genot – CEPAG. 9. https://www.cepag.be/sites/default/files/publications/analyse_cepag_-_nov._2017_-_intersectionnalite.pdf

JAUFFRET-ROUSTIDE, M., OUDAYA, L., RONDY, M., LE STRAT, Y., COUTURIER, E., MOUGIN, C., EMMANUELLI, J., & DESENCLOS, J.-C. 2009. « Femmes usagères de drogues et pratiques à risque de transmission du VIH et des hépatites. Enquête Coquelicot 2004-

2007, France ». *Bulletin Épidémiologique Hebdomadaire*, 10-11, 96-99.

JAUFFRET-ROUSTIDE M., BERTRAND K. , GROUPE POLYTOUX, 2025. « Une expérience narco-féministe de recherche participative : la place des savoirs expérientiels liés à l'usage de drogues dans l'évaluation des politiques de soins liés aux addictions, au prisme du genre ». *Revue française des affaires sociales*, n° 251 (1), pp. 93-112. https://doi.org/10.3917/rfas.251.0093

JAUNAIT A., CHAUVIN S., 2013. « Intersectionnalité », in C. Achin & L. Bereni (Eds.), *Dictionnaire. Genre et science politique : Concepts, objets, problèmes*. Paris, Presses de Sciences Po, pp. 286–297. https://shs.cairn.info/dictionnaire-genre-et-science-politique--9782724613810-page-286?lang=fr

KEN BUGUL, 1996. *Le baobab fou*, Dakar, Nouvelles Editions africaines, 183 p.

KENSY J., STENGEL C., NOUGIER M., BIRGIN R., 2012. *Drug policy and women: Addressing the negative consequences of harmful drug control*, London, International Drug Policy Consortium (IDPC) (Briefing Paper), 21 p. https://idpc.net/fr/publications/2012/11/les-politiques-des-drogues-et-les-femmes

LE MARCIS F., FAYE S.L.B., 2019. « Pour une économie de la valeur en prison », *Politique africaine*, 155, 3, 55-81.

LEBARON F., 2014. *Les 300 mots de la sociologie*, Paris, Dunod.

LEIBOVICI, B., 2022. DROGUES : *La longue marche*. EDITIONS L'HARMATTAN.

LEPRETRE A., BA I., LACOMBE K., *et al.*, 2015. « Prevalence and behavioural risks for HIV and HCV infections in a population of drug users of Dakar, Senegal: the ANRS 12243 UDSEN study », *Journal of the International AIDS Society*, 18, 1. doi.org/10.7448/IAS.18.1.19888

LOCOH T., 2007. *Genre et sociétés en Afrique : implications pour le développement*, INED, 436 p. https://books.openedition.org/ined/13137?utm

LOKOT M., AVAKYAN Y., 2020. « Intersectionality as a lens to the COVID-19 pandemic: implications for sexual and reproductive health in development and humanitarian contexts », *Sexual and Reproductive Health Matters*, 28, 1, https://pubmed.ncbi.nlm.nih.gov/32366190/

LY B., 2015. *La morale de l'honneur dans les sociétés wolof et halpulaar traditionnelles : une approche des valeurs et de la personnalité culturelles sénégalaises*, Paris, L'Harmattan, 2 tomes.

MAESTRACCI N., 2005. *Les drogues*, Paris, Presses universitaires de France.

MARZO P. ET GOMEZ-PEREZ M. 2020. « Faire du terrain au Moyen-Orient et en Afrique : stratégies d'approche et défis de positionnement du chercheur ». *Recherches qualitatives* 39 (1): 1-20. https://doi.org/10.7202/1070013ar.

MBASSA MENICK D., 2000. « Les contours psychosociaux de l'infanticide en Afrique noire: le cas du Sénégal », *Child Abuse & Neglect*, 24, 12, 1557-1565.
doi.org/10.1016/S0145-2134(00)00209-X

MEMBRADO M., 2006. « Les femmes dans le champ de la santé : de l'oubli à la particularisation », *Nouvelles Questions Féministes*, 25, 2, 16-31.

MENDREK A., 2014. « Existe-t-il des différences entre les hommes et les femmes en ce qui concerne les problèmes de toxicomanie ? », *Santé mentale au Québec*, 39, 2, 57-74. doi.org/10.7202/1027832ar

MOREL A., 2015. *Addictologie en 49 notions (Aide-Mémoire)*, Paris, Dunod, 608 p. doi.org/10.3917/dunod.morel.2015.01.0061

NDAO P.A., 2009. « Alcool et nomination dans l'espace interculturel sénégalais », *Annales de la Faculté des lettres et sciences humaines*, 39, 114-136.

NDARC, 2010. *Women who inject drugs: A review of their risks, experiences and needs*, National Drug and Alcohol Research Centre, University of New South Wales.
https://ndarc.med.unsw.edu.au/sites/default/files/ndarc/resources/Women%20who%20inject%20drugs.pdf

NDAW A.K., 2017. *Histoire de la création de la médina de Dakar*, Dakar [Paris], L'Harmattan Sénégal, 254 p.

NDIAYE L., 2007. « L'eau maudite des 'derniers' de la société : alcool et représentations sociales chez les Wolof du Sénégal », *Sudlangues : Revue électronique internationale de sciences du langage*, n° 7, 14 p.

NDIONE A.G., 2017. *Le traitement des usagers de drogues au Sénégal. La médicalisation d'une déviance sociale*, Thèse de Doctorat en Anthropologie, Dakar, Sénégal, Université Cheikh Anta Diop, 341 p.

NDIONE A.G., DESCLAUX A., 2021. « Devenir clean. Voies et formes de la guérison de l'addiction chez les consommateurs d'héroïne et de cocaïne au Sénégal », dans Desclaux A., Diarra A., Musso S.

(dirs), *Guérir en Afrique. Promesses et transformations*, Paris, L'Harmattan, p. 233-254.

NEFF M., 2018. « Usages de drogues au féminin et production du savoir académique », *Déviance et Société*, 42, 3, 569-595.

NGUYEN T. M. T., NGUYEN, L. T., PHAM, M. D., VU, H. H., & MULVEY, K. P. (2012). « Methadone maintenance therapy in Vietnam: an overview and scaling-up plan», *Advances in Preventive Medicine*, 2012, 732484. DOI : 10.1155/2012/732484.

https://pubmed.ncbi.nlm.nih.gov/23227351/

OICS, 2016. *Rapport de l'organe international du contrôle des stupéfiants pour 2016. Chapitre 1 : Les femmes et les drogues (pp. 11–28)*. Nations Unies, Organe International de Contrôle des drogues et des Stupéfiants, 176 p. https://www.incb.org/documents/Publications/AnnualReports/AR2016/French/AR2016_F_ebook.pdf?utm

OICS, 2020. *Rapport annuel 2020 de l'OICS & Rapport spécial sur l'anniversaire des conventions sur les drogues de 1961 et 1971*, Nations Unies, Organe International de Contrôle des drogues et des Stupéfiants, 248 p. https://idpc.net/fr/publications/2021/03/rapport-annuel-2020-de-l-oics-rapport-special-sur-l-anniversaire-des-conventions-sur-les-drogues-de-1961-et-1971

OLIVET F., ROBERTS S., GRANIER J.-M., BLANC V., JAUFFRET-ROUSTIDE M., 2017. « Guerre à la drogue, guerre raciale ? », *Esprit*, 2, 85-93.

OLIVIER DE SARDAN J.-P., 1998. « Émique », *L'Homme*, 38, 147, 151-166. doi.org/10.3406/hom.1998.370510

ONUDC, 2017. *Sahel and beyond: UNODC sounds the alarm on the increase in trafficking and consumption of tramadol and its security and health implications*, Organisation des Nations-Unies contre la Drogue et le Crime organisé, https://www.unodc.org/conig/uploads/documents/Tramadol_Trafficking_in_West_Africa.pdf

ONUDC, 2018. *Rapport mondial sur les drogues 2018*. Organisation des Nations-Unies contre la Drogue et le Crime organisé, 273 p. https://www.unodc.org/wdr2018/

ONUDC, 2020. *Rapport mondial sur les drogues 2020*. Organisation des Nations-Unies contre la Drogue et le Crime organisé, https://wdr.unodc.org/wdr2020/index2020.html

ONUDC, 2022. *Rapport mondial sur les drogues 2022*. Organisation des Nations-Unies contre la Drogue et le Crime organisé, Vienne, https://www.unodc.org/unodc/en/data-and-analysis/world-drug-report-2022.html

ONUDC, 2023. *Rapport mondial sur les drogues 2023*. Organisation des Nations-Unies contre la Drogue et le Crime organisé, Vienne, (publication en plusieurs volumes). https://www.unodc.org/unodc/en/data-and-analysis/world-drug-report-2023.html

ONUDC, 2024. « Rapport mondial sur les drogues 2024-principaux points d'interets ». Organisation des Nations-Unies contre la Drogue et le Crime organisé (239 p.), Vienne https://www.unodc.org/documents/data-and-analysis/WDR_2024/2411140F.pdf

ONUDC, 2025. *Rapport mondial sur les drogues 2025. L'instabilité mondiale aggrave les conséquences humaines, sociales et sécuritaires des usages et trafics*. Organisation des Nations-Unies contre la Drogue et le Crime organisé (239 p.), Vienne, https://www.unodc.org/documents/data-and-analysis/WDR2025/2511227F.pdf

OUATTARA, F. 2004. « Une étrange familiarité. Les exigences de l'anthropologie « chez soi » ». *Cahiers d'études africaines* 44 (175): 635-57. https://doi.org/10.4000/etudesafricaines.4765.

OUATTARA F., RICHARD F., OUEDRAOGO C., GRUENAIS M.-E., 2016. *Accompagner les femmes à la maternité au Burkina Faso. Anthropologie et santé publique dans un projet d'amélioration des soins obstétricaux*, Paris, L'Harmattan, 233 p.

OUATTARA F., STORENG K., 2008. « L'enchaînement de la violence familiale et conjugale. Les grossesses hors mariage et ruptures du lien social au Burkina Faso », *Bulletin de l'Association euro-africaine pour l'anthropologie du changement social et du développement (APAD)*, 27-28. doi.org/10.4000/apad.3003

PARECO, 2019. *Rapport de cartographie consolidée*. Publication interne Alliance Nationale des Communautés pour la Santé (ANCS) & Institut de Recherche en Santé, de Surveillance Épidémiologique et de Formation (IRESSEF), Dakar, 54 p.

PERRAS C., 2016. « Les drogues et le continent africain dans le contexte de la mondialisation », *Drogues, santé et société*, 15, 1, 50-65.

PERRIN S., 2024. *Femmes et drogues. Trajectoires d'usagères-revendeuses insérées socialement à Bordeaux et Montréal*. Lormont, Le Bord de l'Eau.

PETERSEN WILLIAMS P., JORDAAN E., MATHEWS C., LOMBARD C., ET PARRY C. D. H. 2014. « Alcohol and Other Drug Use during Pregnancy among Women Attending Midwife Obstetric Units in the Cape Metropole, South Africa ». *Advances in Preventive Medicine,* février 3. https://doi.org/10.1155/2014/871427 .

POLEYKETT, B., 2016. « Data, Desire and Recognition: Learning to Identify a 'Prostitute' in Dakar ». *Ethnography* 17 (4): 480-96. https://doi.org/10.1177/1466138116641439.

PRYEN S., 1999. « Usage de drogues et prostitution de rue. Instrumentalisation d'un stygmate pour la légitimation d'une pratique indigne », *Sociétés Contemporaines*, 36, 1, 33-51. doi.org/10.3406/socco.1999.1729

RADCLIFFE P., STEVENS A., 2008. « Are drug treatment services only for 'thieving junkie scumbags'? Drug users and the management of stigmatised identities », *Social Science & Medicine*, 67, 7, 1065-1073. doi.org/10.1016/j.socscimed.2008.06.004

RITTER C., SAVARY J. F., 2013. « Du besoin d'un juste équilibre entre le local et l'international : Les contradictions du système de régulation des drogues », *Cosmopolis*, 1, 1-15. https://grea.ch/wp-content/uploads/files/131-243-1-sm.pdf?utm

ROBERT E., SAMB O., MARCHAL B., RIDDE V., 2017. « Building a middle-range theory of free public healthcare seeking in sub-Saharan Africa: a realist review». Health Policy Plan. 2017 Sep 1;32(7):1002-1014. doi: 10.1093/heapol/czx035. PMID: 28520961; PMCID: PMC5886156.

SAYAG L., 2016. « Addictions ici & ailleurs. Travail de rue avec l'équipe d'outreach de Dakar », Communication aux *21e Rencontres professionnelles du RESPADD*, Réseau de Prévention des Addictions, www.respadd.org.

SEDDON T., 2008. « Women, Harm Reduction and History: Gender Perspectives on the Emergence of the "British System" of Drug Control ». *The International Journal on Drug Policy* 19 (2): 99-105. https://doi.org/10.1016/j.drugpo.2007.10.004.

SHIRLEY-BEAVAN S., ROIG A., BURKE-SHYNE N., DANIELS C., CSAK R., 2020. « Women and barriers to harm reduction services: a literature review and initial findings from a qualitative study in Barcelona, Spain », *Harm Reduction Journal*, 17, 1, 78. doi.org/10.1186/s12954-020-00429-5

SIMMAT-DURAND L., 2002. « Grossesse et drogues illicites », *Déviance et Société*, 26, 1, 105-126. doi.org/10.3917/ds.261.0105

SIMMAT-DURAND L., 2007. « La mère toxicomane, au carrefour des normes et des sanctions », *Déviance et Société*, 31, 3, 305-330.

SIMMAT-DURAND L., 2009a. « Femmes et addictions dans la littérature internationale : sexe, genre et risques », *Bulletin épidémiologique hebdomadaire*, 10-11, 86-89.

SIMMAT-DURAND L., 2009b. « Devenir mère en situation d'addiction… quelle trajectoire ? », *La lettre de l'enfance et de l'adolescence*, 77, 3, 65-70.

SIMMAT-DURAND L., VELLUT N., JAUFFRET-ROUSTIDE M., MICHEL L., MOUGEL S., LEJEUNE C., PLANCHE M., 2013. « Trajectoires de femmes en sortie des addictions : quelle place pour les grossesses ? », *Psychotropes*, 19, 3, 35-60.

SIMON C., ROBERTS L., VINCENT L., *et al.*, 2025. « Narrative Disruption: Evolving Narcofeminism Storyshare », *Contemporary Drug Problems*, 52, 1, 45-65. doi.org/10.1177/00914509241296518

SINGER M. (dir.), 2018. *A companion to the anthropology of environmental health*, Enhanced Credo edition, Wiley Blackwell, 539 p.

SINGER M., 2009. *Introduction to Syndemics: A Critical Systems Approach to Public and Community Health*, 1re édition, San Francisco, Wiley & Sons, 301 p.

SINGER M., 2012. « Anthropology and addiction: an historical review », *Addiction*, 107, 10, 1747-1755. doi.org/10.1111/j.1360-0443.2012.03879.x

SOULET M.-H., 2002. *Gérer sa consommation : Drogues dures et enjeu de conventionnalité*, Saint-Paul, 300 p.

STENGEL C.M., MANE F., GUISE A., POUYE M., SIGRIST M., RHODES T., 2018. « 'They accept me, because I was one of them': formative qualitative research supporting the feasibility of peer-led outreach for people who use drugs in Dakar, Senegal », *Harm Reduction Journal*, 15, 9. doi.org/10.1186/s12954-018-0214-1

STONE E., 2018. « Is There 'Hope for Every Addicted American'? The New U.S. War on Drugs », *Social Sciences*, 7, 1, 3. doi.org/10.3390/socsci7010003

STRANG J., GRIFFITHS P., GOSSOP M., 1997. « Heroin smoking by 'chasing the dragon': origins and history », *Addiction* (Abingdon, England), 92, 6, 673-683. https://doi.org/10.1111/j.1360-0443.1997.tb02927.x

TINE B., 2008. *La Toxicomanie. Etude sociologique d'une forme de déviance au Sénégal*, Saint-Denis, Publibook.com.

TRAVIS, 2019. « Toward a Feminist History of the Drug-Using Woman—and Her Recovery », *Feminist Studies*, 45, 1, 209. doi.org/10.15767/feministstudies.45.1.0209

VANDERMEERSCH C., 2000. *Les enfants confiés au Sénégal*, These de doctorat, Paris, Institut d'études politiques.

VAVASSORI D., HARRATI S., FAVARD A.-M., 2003. « Le processus de sortie de la toxicomanie : l'attrition », *Psychotropes*, 9, 2, 83-101.

WACD, 2014. *Pas seulement une zone de transit. Drogues, Etat et société en Afrique de* l'Ouest. West Africa Commission on Drugs, https://cic.nyu.edu/wp-content/uploads/1662/65/rapport_wacd_-_juin_2014.fr_.pdf

WERNER J.-F., 1991a, « La prostitution en milieu urbain : Un exemple sénégalais », *Anthropologie et Sociétés*, 15, 2-3, 255-261. doi.org/10.7202/015195ar

WERNER J.-F., 1991b. *Déviance et urbanisation au Sénégal : approche biographique et construction anthropologique de la marge*, Thèse de doctorat, Montréal, Université de Montréal.

WERNER J.-F., 1992. « La distribution des psychotropes illicites à Dakar », *Psychotropes*, 7, 3, 93-101.

WERNER J.-F., 1993a. « Urbanisation et déviance : études anthropologiques sur la drogue au Sénégal », *Cahiers des Sciences Humaines*, 29, 1, 3-32.

WERNER J.-F., 1993b. « Approche ethnographique de l'usage des drogues au Sénégal », *Psychopathologie Africaine*, 25, 3, 323-345.

WERNER J.-F., 2000. *Marges, sexe et drogues à Dakar : Enquête ethnographique*, Paris, Karthala, 292 p.

ZAMUDIO-HAAS S., MAHENGE M., SALEEM H., MBWAMBO J., ET LAMBDIN B. H. 2016. « Generating Trust: Programmatic Strategies to Reach Women Who Inject Drugs with Harm Reduction Services in Dar Es Salaam, Tanzania ». *International Journal of Drug Policy* 30 (avril): 43-51. https://doi.org/10.1016/j.drugpo.2016.01.012.

LISTE DES SIGLES ET ACRONYMES

AFARD	Association des femmes africaines pour la recherche sur le développement
AJS	Association des Juristes Sénégalaises
ANCS	Alliance Nationale des Communautés pour la Santé
ANRS	Agence Nationale de Recherche sur le Sida et les Hépatites (France) devenue ANRS MIE (Maladies infectieuses émergentes)
CDEAO	Communauté Économique des États de l'Afrique de l'Ouest
CEDAW	Convention on the Elimination of All Forms of Discrimination Against Women du Haut-Commissariat des Nations Unies aux droits de l'homme (HCDH)
CEPIAD	Centre de Prise en Charge Intégrée des Addictions de Dakar
CILD	Comité Interministériel de Lutte contre les Drogues (Sénégal)
CNLS	Conseil National de Lutte contre le Sida (Sénégal)
CNTIF	Cellule Nationale de Traitement des Informations Financières de la Commission mondiale pour la politique des drogues
CODESRIA	Council for the Developement of Social science Research in Africa
CODISEN	Cohorte de Consommateurs de Drogues Injectables au Sénégal
CODISOCS	Consommateurs de Drogues Injectables et Dynamiques sociales au Sénégal
CRCF	Centre régional de Recherche et de Formation à la prise en charge clinique de Fann
CSID/JC	Centre de Sensibilisation et d'information sur les Drogues Jacques Chirac

ENDA Santé	Environnement et Développement du Tiers-Monde-Santé
ESTHER	Ensemble pour une Solidarité THérapeutique En Réseau
HCDH	Haut-Commissariat des Nations Unies aux droits de l'homme
HRI	Harm Réduction International
IDPC	Consortium International des Politiques de Drogues
IFAN	Institut Fondamental d'Afrique Noire
INPUD	International Network of People who Use Drugs (Réseau international des personnes usagères de drogues)
INWUD	International Network of Woman who Use Drugs (Réseau international des femmes usagères de drogues)
IRD	Institut de Recherche pour le Développement
OCTRIS	Office central pour la répression du trafic illicite des stupéfiants
OFDT	Observatoire français des drogues et des tendances addictives
OICS	Organe International de Contrôle des drogues et des Stupéfiants
OMS	Organisation mondiale de la santé
ONU	Organisation des Nations Unies
ONUDC	Office des Nations Unies contre le Drogue et le Crime
PARECO	Programme régional de réduction des risques VIH/TB et autres comorbidités et promotion des droits humains auprès des consommateurs de drogues injectables
RAFASUD	Réseau Afrique francophone autosupport des usagers de drogues
RDR	Réduction des Risques
TAC	Treatement Africa hepatis C (essai sur le traitement de l'hépatite C en Afrique)
UPAM	Unité de prise en charge des addictions de l'hôpital de grand Mbour

Glossaire

- bou xonk : héroïne
- caba : crack
- caga : prostituée
- faju : prendre sa dose
- Jamra (ONG) : organisation non gouvernementale islamique sénégalaise
- Médina : quartier populaire de la ville de Dakar
- penc' : palabre et place de palabres, assemblée villageoise
- plata : « chasser le dragon », mode de consommation des substances (surtout l'héroïne) par inhalation de la fumée
- Rebeuss : quartier populaire et maison d'arrêt et de correction de la ville de Dakar
- scène ouverte : espace public identifiable où se concentrent des usages visibles de drogues, généralement dans un cadre urbain
- sickness : le manque
- sineebar : drogues
- tama ou bëŋ-bëŋ : pipe à crack
- tipsé, tips : sensation d'euphorie
- tux : fumer
- xeer : crack
- yàmbaa : cannabis local
- yéeg : la « montée » du produit consommé

POSTFACE
LES DROGUES ET LES FEMMES, OBJET DE RECHERCHE RECENT EN FRANCE

Anne Coppel[1]

Longtemps invisibilisé, l'usage des substances psychotropes par les femmes commence à être exploré par des recherches anthropologiques au niveau international. Pour ce qui concerne la France, il a fallu attendre le 21e siècle pour que cette question commence à intéresser quelques chercheurs et praticiens, le plus souvent des femmes[2]. Cette invisibilité des femmes usagères a quelque chose de paradoxal. A partir du milieu des années 1960, lorsque les drogues commencent à se diffuser dans la jeunesse occidentale, les femmes sont présentes dans les évènements festifs où les drogues se diffusent, par exemple dans les concerts de rock ou dans le mouvement hippie, comme on peut le voir sur les photos de cette époque. Mais à quelques rares exceptions près, les chercheurs qui s'intéressent à la question de la jeunesse ne retiennent que les hommes, considérés comme les acteurs de ces mouvements, et présentent les femmes comme des compagnes qui n'auraient rien à dire de particulier.

---

[1] Sociologue, spécialiste des politiques des drogues et de la réduction des risques, actrice de terrain et militante associative.

[2] Cette postface repose sur l'article : COPPEL A., PERRIN S., 2024. Women, gender and drugs : between research and action. *Harm reduction Journal*, 21, 200. doi.org/10.1186/s12954-024-01106-7

Une longue période d'invisibilité des femmes UD

Au-delà des évènements festifs, les représentations sociales considèrent « le monde de la drogue » dominé par l'héroïne comme un monde d'hommes, comme on peut le voir dans les films, dans les séries TV ou dans les médias. On pensait que les femmes dépendantes de l'héroïne, a priori peu nombreuses, étaient soit des prostituées, soit des femmes déchues, et elles n'intéressaient personne. Il pouvait y avoir des rumeurs qui circulaient sur quelques femmes artistes, comme par exemple Françoise Sagan ou Edith Piaf, et quelques femmes avaient pu être prises en charge dans les services de soin, mais elles étaient trop minoritaires pour justifier des recherches spécifiques ou des prises en charge adaptées. Pourtant, en 1985, avec l'arrivée du test de dépistage de l'infection à VIH, des usagères d'héroïne ont fait brusquement leur apparition dans les maternités où ce test devait être systématique. Que les toxicomanes puissent être des mères n'avait pas été imaginé. Avant le « test sida », ces femmes parvenaient à tenir leurs consommations secrètes, mais leur irruption brutale dans les maternités a brouillé les représentations concernant à la fois les femmes et les usages de drogues. Ainsi, ces usagères n'étaient pas nécessairement des femmes en grande exclusion ou des prostituées ; elles pouvaient vivre en couple, avoir une vie de famille, être insérées socialement.

En France, en 1987, une toute première expérimentation est menée, associant des médecins obstétriciens et des spécialistes du soin aux usagers de drogues, pour proposer une prise en charge adaptée à celles qui poursuivent leur consommation ; mais ces premières actions se développent difficilement. Responsables administratifs, soignants ou militants associatifs, tous craignent le redoublement du stigmate qui associerait drogues, sida et femmes. De ce fait, en France, la situation de ces femmes a d'abord été passée sous silence, afin, pensait-on, d'éviter de renforcer l'exclusion des soins ou même d'aboutir à des lois punitives. C'était le cas à l'époque dans plusieurs états américains, où les usagères enceintes pouvaient être condamnées à être incarcérées pour l'empoisonnement de leur bébé.

Progressivement au cours des années 1990, quelques recherches médicales sont impulsées, inspirées par les toutes premières recherches anglo-saxonnes pour protéger la mère et l'enfant.

Parallèlement, la prostitution des femmes mais aussi des hommes suscite l'inquiétude des spécialistes en santé publique. La menace du sida a ainsi donné une nouvelle actualité aux deux figures traditionnelles de la femme : la mère d'un côté, la femme qui se prostitue de l'autre. Les toutes premières recherches médicales ou épidémiologiques répondent à un objectif de santé publique, avec pour priorité d'un côté, la protection de l'enfant et de la mère et d'un autre côté, la protection de « la population générale », autrement dit des clients des prostituées. Mais les consommatrices elles-mêmes, qu'elles appartiennent ou non à ces deux catégories, restent en grande part méconnues. On ne sait pas dans quelle mesure les consommations de drogues des femmes se différencient de celles des hommes, on ne connait pas leur profil social, leur trajectoire, leur mode de vie et on ignore quels peuvent être leurs besoins.

Un retard à la production de connaissances scientifiques

Cette méconnaissance est internationale, mais elle est inégale selon les pays, si bien qu'au cours des années 1990, et surtout à partir des années 2000, une nouvelle expertise se construit progressivement. En 2004, l'ONU est en mesure de réunir les premiers experts pour préconiser, selon ses missions, le développement de services adaptés aux femmes, les premières expérimentations ayant démontré que l'accès aux soins des femmes consommatrices de drogues est amélioré avec des offres de service spécifiques[3]. En 2006, l'Observatoire européen des drogues (OEDT) fait de ce développement une priorité de l'action en matière de substances psychotropes[4].

A cette date en France, les toutes premières recherches portent sur les grossesses et les mères consommatrices de drogues, ou encore sur les prostituées et les femmes incarcérées, ce qui amène la sociologue Laurence Simmat-Durand à identifier les quatre normes sociales qui pèsent sur la femme toxicomane qui devient mère : les

[3] ONUDC, 2004. Traitement et suivi des femmes pour abus de substance. Vienne
[4] EMCDDA, 2006. *Annual report 2006: selected issue 2 – A gender perspective on drug use and responding to drug problems*, Luxembourg, Office for Official Publications of the European Communities

normes pénales puisque l'usage est illégal ; les normes sociales qui définissent la bonne mère ; les normes médicales qui régissent le suivi des grossesses à risque et enfin les normes de genre qui font de la figure du toxicomane un homme[5]. En 2006 en France, il n'y a pas de recherche sur les différents usages que les femmes font des drogues psychotropes, si bien que pour faire un état des lieux sur les consommations de drogues des femmes, l'OFDT (Observatoire français des drogues et des toxicomanies) doit se contenter d'extraire des enquêtes épidémiologiques les données sur le sexe féminin. La comparaison quantitative hommes-femmes montre que les hommes sont plus nombreux à consommer des substances psychotropes, alcool ou drogues illicites, mais les femmes sont de plus en plus nombreuses à consommer du tabac et elles sont surtout nettement plus nombreuses qu'eux à utiliser des médicaments psychotropes[6].

A quoi doit-on attribuer ces différences statistiques ? S'agit-il de spécificités physiologiques liées au sexe féminin, ou bien sont-elles liées à la différence des rôles sociaux ? S'il y a bien des différences entre les effets physiologiques des substances psychotropes selon les sexes, il reste que pour la recherche en science sociale, les différences de comportement face aux substances illicites sont étroitement liées aux rôles sociaux attribués à chacun des sexes, autrement dit au genre, les normes sociales étant plus contraignantes pour les femmes. Ainsi, les médicaments psychotropes prescrits par un médecin permettent aux femmes de gérer leurs angoisses ou leur dépression en conformité avec ce que les normes sociales attendent d'elles, ce qui leur permet d'échapper au jugement moral et aux sanctions qui pèsent sur celles qui ne correspondent pas au rôle assigné aux femmes, qui selon la tradition doivent se consacrer à élever leurs enfants et satisfaire leur époux. Considérées comme des femmes de mauvaise vie, des femmes déchues ou du moins

---

[5] SIMMAT-DURAND L., 2007. « La mère toxicomane, au carrefour des normes et des sanctions », *Déviance et Société*, 31, 3, 305-330

[6] BECK F., LEGLEYE S., SPILKA S., BRIFFAULT X. *et al.*, 2006. « Les niveaux d'usage des drogues en France en 2005. Exploitation des données du Baromètre santé 2005 relatives aux pratiques d'usage de substances psychoactives en population adulte ». *Tendances*, 48, Observatoire français des drogues et des tendances addictives.

carencées, ces consommatrices de drogues sont lourdement stigmatisées, exclues des réseaux relationnels, ce qui se traduit par une plus grande vulnérabilité, des histoires de vie marquées par des violences physiques ou sexuelles et des obstacles redoublés dans l'accès aux services de santé. C'est aussi que ces femmes préfèrent autant que possible se tenir à distance des services sanitaires et sociaux parce qu'elles redoutent le jugement de valeur des soignants, ainsi que des usagers pris en charge, qui peuvent partager les préjugés de la société à laquelle ils appartiennent.

Les toutes premières recherches confirment apparemment les stéréotypes liés au genre qui soulignent la faiblesse des femmes, leur dépendance aux hommes, leur incapacité à prendre soin d'elles-mêmes lorsqu'elles se droguent. Ainsi, une étude française publiée en 2009 montre que les femmes accueillies dans les services de réduction des risques sont particulièrement vulnérables, prennent plus de risque que les hommes, sont plus souvent contaminées par le sida ou les hépatites et ne prennent pas soin de leur santé[7]. Elles sont aussi plus précaires que les hommes, avec une plus grande dépendance à leurs partenaires masculins. C'est aussi que ces services accueillent des usagers en grande exclusion, une vie chaotique dont la violence est redoublée pour les femmes. Reste à explorer si ces caractéristiques sont généralisables à toutes celles qui consomment des substances psychotropes illicites.

Une première recherche menée en 2012 sur les usages féminins en milieu festif techno modifie sensiblement les représentations en faisant apparaitre la diversité des consommations de drogues des femmes[8]. Ainsi, celles qui participent à ces fêtes peuvent être mieux insérées socialement que les hommes, elles ont plus souvent des emplois ou bien font des études, une insertion qu'elles veulent maintenir avec une maîtrise de leur consommation. Dans l'univers festif, les femmes peuvent aussi être précaires, vivre dans des squats

---

[7] JAUFFRET-ROUSTIDE M., OUDAYA L., RONDY M., *et al.*, 2009. « Femmes usagères de drogues et pratiques à risque de transmission du VIH et des hépatites. Complémentarité des approches épidémiologique et socio-anthropologique, Enquête Coquelicot 2004-2007, France ». *Bulletin épidémiologique hebdomadaire (BEH)*, 10-11, 2009, 96-103

[8] HOAREAU E., 2012. Un usage féminin des substances ? *Le Sociographe*, 39, 3, 17–26

et sont le plus souvent polyconsommatrices, mais autant que possible, elles restent à distance des contrôles sanitaires, sociaux et répressifs, si bien qu'il est plus facile pour les chercheurs d'entrer en relation avec les consommateurs, alors que les relations avec les consommatrices exigent un investissement particulier. Or justement cet investissement fait défaut, comme le constate un état des lieux de la recherche française et internationale sur les consommatrices de drogues[9]. Et pourtant, durant cette dernière décennie, des chercheurs et surtout des chercheures ont commencé à se mobiliser.

Trois thèmes-clés dans la recherche auprès des femmes UD aujourd'hui

Outre les recommandations d'experts dans les organisations internationales et européennes, plusieurs facteurs y ont contribué, dont les trois suivants : une plus grande sensibilité à ce que vivent les femmes due à une mobilisation féministe ; des consommatrices qui, en particulier en milieu festif, n'hésitent pas à justifier leur choix de consommer des drogues ; l'émergence de nouvelles générations de chercheurs à l'intersection de plusieurs champs de recherche, féminisme et addiction d'abord, et d'autres champs en fonction des appartenances sociales ou culturelle des usagères (étudiantes, migrantes, en grande exclusion, minorités sexuelles, travailleuses sexuelles, etc). En 2020-2021, le laboratoire CNRS PASSAGE et Centre Emile Durkheim a organisé trois conférences avec l'objectif de présenter les recherches portant l'investissement de l'espace selon le genre, ce qui a abouti à la publication d'un livre[10]. Avec Sarah Perrin, nous avons repris les trois types d'espace retenus dans cette publication : l'espace institutionnel (soins et réduction des risques), les espaces dédiés à l'intimité et les espaces urbains festifs. Les recherches récentes et en cours illustrent les problématiques propres à chacun de ces espaces.

---

[9] NEFF M., 2018. Usages de drogues au féminin et production du savoir académique. *Déviance et Société*, 42, 3, 569-595

[10] GERMES M., KÜNKEL J., LANGLOIS E., PERRIN S., SCAVO R. (dirs.), 2022. *Espaces genrés des drogues. Parcours dans l'intimité, la fête et la réduction des risques*, Lormont, Le bord de l'eau,

1. *L'accueil des usagères de drogues licites et illicites dans les espaces institutionnels de réduction des risques et de soin*

Comment améliorer l'accueil des femmes consommatrices dans les espaces institutionnels ? La question se pose puisque les femmes représentent environ un quart des personnes accueillies dans les services de réduction des risques, alors qu'elles représentent environ un tiers des consommateurs. Au cours des années 1990, quelques accueillantes ont pris conscience des besoins spécifiques des femmes accueillies dans les services RDR mais les expérimentations d'une offre de service spécifique sont alors très peu nombreuses. En 2018, Florent Schmitt consacre une recherche à la création expérimentale d'un service entièrement réservé aux femmes[11]. En 2015, il avait observé comment les hommes s'appropriaient l'espace de l'accueil mixte, occupaient les chaises, les tables et le canapé, tandis que les femmes se tenaient à la périphérie, utilisant a minima les douches, et renonçaient trop souvent à prendre des préservatifs, ce qui était interprété par les hommes comme une preuve de leur disponibilité sexuelle. Avec la création d'un service qui leur est réservé, les femmes changent de comportement : elles investissent les différents espaces auparavant monopolisés par les hommes ; elles s'installent à table pour manger et bavardent comme le font les hommes dans les accueils mixtes ; elles n'hésitent plus à prendre des douches, et restent en sous-vêtement en attendant que leurs jeans soient lavés. Le service est aussi un lieu où elles échangent entre elles sur les viols et violences qu'elles subissent, et où elles apprennent les unes des autres à se protéger.

L'action a été expérimentée par des soignantes qui ont pris conscience des mécanismes d'oppression qui pèsent sur ces femmes, et qui ont veillé à proposer un accueil convivial. Toutefois, les relations entre les soignantes et ces femmes en grande exclusion sont souvent complexes et c'est particulièrement le cas de l'accueil et du suivi des femmes enceintes et des mères, sur lesquelles pèsent

[11] SCHMITT F., 2022. « L'accès des femmes aux CAARUD : une discrimination négative indirecte », in GERMES M., KÜNKEL J., LANGLOIS E., PERRIN S., SCAVO R. (dirs.), *Espaces genrés des drogues. Parcours dans l'intimité, la fête et la réduction des risques*, Lormont, Le bord de l'eau, p. 71-97.

le soupçon de négligence, voire de maltraitance. Ainsi, les femmes enceintes et les mères peuvent susciter une gamme d'émotion qui vont de la compassion au rejet, de la peur à la colère face aux comportements qui peuvent mettre en danger le nouveau-né ou qui sont jugés immoraux. Dans une recherche menée dans un service consacré aux femmes enceintes et leur enfants nouveaux-nés, Maïa Neff s'est attachée à décrire le processus qui aboutit à la répétition du placement des enfants[12]. Une étude portant sur une situation particulière en fait la démonstration. A quatre reprises, les nouveaux-nés de Sonia ont été placés, si bien que lorsque cette femme demande à la gynécologue de retirer son implant contraceptif pour mener à terme une cinquième grossesse, la demande suscite l'incompréhension et même l'indignation de la soignante. Sonia est considérée comme particulièrement instable, incapable de fournir les soins qu'exigent l'élevage de l'enfant. Les soignantes ont de bonnes raisons de penser que les mêmes comportements erratiques vont se reproduire, toutefois, elles ne songent à pas s'interroger sur ce qui dans la logique institutionnelle peut contribuer à la répétition de ces échecs ; elles sont persuadées qu'elles savent comment doit se dérouler une maternité souhaitable, ce qu'elles définissent en fonction de leur expérience. Elles n'ont pas conscience d'imposer un modèle propre à leur milieu social, sans tenir compte des conditions matérielles d'existence. Elles interprètent les échecs successifs comme dus aux carences de Sonia, à son manque d'autonomie, et à la faible estime qu'elle a d'elle-même. Les soignantes n'imaginent pas de faire appel aux ressources que la patiente doit mobiliser pour faire face à la multiplicité des problèmes qui s'enchaînent dans la précarité et l'exclusion, car survivre dans la grande exclusion « exige un savoir-faire, des tactiques et des stratégies loin de l'image de personnes sans autonomie, sans prise sur leur existence » comme l'observe Mathieu Lovera[13]. Ce n'est pas dire pour autant qu'il aurait fallu encourager

---

[12] NEFF M., 2022. Les maternités acceptables en centre de soins aux addictions. In : GERMES M., KÜNKEL J., LANGLOIS E., PERRIN S., SCAVO R. (dirs.), *Espaces genrés des drogues. Parcours dans la fête, l'intimité et la réduction des risques*. Lormont, Le Bord de l'Eau.

[13] LOVERA M., 2016. Drogues de rue. Gestion des risques, stratégies de régulation, tactiques et savoir-faire. 25, 89–111

Sonia à faire une nouvelle tentative d'enfantement, du moins les soignantes auraient-elles dû éviter la disqualification de cette patiente, humiliation qui contribue à la fois à l'exaspération du désir d'enfant en même temps qu'à la répétition des échecs.

2. *Intimités et conjugalités des femmes usagères et revendeuses de drogues*

Les recherches portant sur les relations intimes des consommatrices de drogues sont peu nombreuses et, pour la plupart, elles se limitent aux femmes précaires ou en grande exclusion. C'est aussi que ces femmes sont accueillies dans les services de réduction des risques ou de soin alors que les consommatrices ou revendeuses insérées socialement se tiennent à distance des services institutionnels. Pour les connaître, il est donc nécessaire de mener des recherches de terrain hors des institutions, ce qui exige d'être inséré dans le milieu social des personnes, ou du moins d'y être accepté. Sarah Perrin, sociologue, connaissait bien le milieu urbain festif de la ville de Bordeaux et elle a pu interviewer 45 femmes usagères-revendeuses insérées socialement, ainsi que 20 hommes usagers-revendeurs également insérés, principalement à Bordeaux mais aussi à Montréal, entre 2018 et 2022[14]. Dans les couples où les hommes et les femmes sont également consommateurs, la répartition des rôles est le plus souvent marquée par le genre : en règle générale, les achats et ventes de drogues sont assumés par les hommes. Considérés comme plus expérimentés que les femmes dans la connaissance des produits, des prix et des règles qui régissent la revente, ils sont aussi en mesure d'assurer si nécessaire un rapport de force pour garantir leur propre protection alors que les femmes plus vulnérables peuvent être plus facilement victimes d'escroquerie ou être soumises à des pressions, telle que la demande de services sexuels. Les femmes acquièrent une expérience de la vente le plus souvent lorsqu'elles ne vivent pas en couple. Elles doivent alors faire la preuve de leur expérience des effets des produits et leur connaissance du marché, doivent savoir évaluer la dangerosité potentielle des hommes qu'elles rencontrent. Mais dans la vente,

---

[14] Perrin S., 2024. Femmes et drogues. Trajectoires d'usagères-revendeuses insérées socialement à Bordeaux et Montréal. Lormont, Le Bord de l'Eau.

elles peuvent faire jouer différents atouts, sont considérées comme plus fiables, moins susceptibles d'escroquer clientes et clients. Elles sont aussi moins visibles dans l'espace urbain et moins suspectes pour les policiers.

Comme la plupart des couples, les couples de consommateurs ont tendance à l'homogamie, mais outre l'appartenance aux mêmes milieux sociaux, ces couples partagent un même rapport aux drogues consommées en milieu festif, ce qui n'est pas toujours le cas des hommes qui peuvent préférer des femmes qui consomment moins qu'eux, voire qui sont abstinentes, et qui, à ce titre, peuvent leur servir de « garde-fou ». Les relations de couple peuvent être affectées lorsque le type de consommation (choix des produits, quantités, fréquences) évolue pour l'un ou l'autre des partenaires. C'est particulièrement le cas des femmes enceintes qui choisissent de devenir abstinentes aux substances psychotropes licites ou illicites, une situation vécue par Louana interviewée par Sarah Perrin. Son compagnon s'était engagé à partager ce renoncement mais la jeune femme enceinte soupçonnait le futur père de fumer en cachette lorsqu'il sortait avec ses amis. La consommation de cannabis est beaucoup plus stigmatisée pour la mère, qui ultérieurement s'est attachée à tenir secrète sa consommation de cannabis thérapeutique pour ses enfants comme pour son entourage, alors que le père a choisi d'en parler ouvertement avec ses enfants. Les différences de rôle tiennent selon Louane au contexte patriarcal de notre société :

> *« Un homme a le droit de boire, un homme a le droit de sortir, une femme c'est plus jugé ; et les femmes entre nous, on juge [...] aussi. La société [...] n'a pas encore, je trouve, la même ouverture par rapport à ce qu'un homme peut faire versus une femme ».*

Les différences de consommation entre conjoints sont souvent à l'origine de conflits au sein du couple, les femmes attachant plus d'importance que les hommes au maintien de leur insertion sociale et professionnelle ainsi qu'aux relations familiales, tandis que les hommes, moins soumis aux normes sociales, ne renoncent pas facilement à l'univers festif. Les relations de couple peuvent alors se dégrader, les femmes peuvent être injuriées, leur vie intime peut être contrôlée et elles peuvent aussi être victimes de violence physique.

3. Genre et usages en espace festif urbain

Les femmes sont de plus en plus présentes dans l'univers festif urbain, un univers qui s'est diversifié et qu'elles fréquentent souvent en couple « selon la tradition », mais qu'elles peuvent aussi fréquenter sans partenaire masculin. Ces femmes dites « seules » étaient autrefois limitées à des femmes très marginales, le plus souvent travailleuses du sexe ; mais aujourd'hui, la participation à la vie nocturne en milieu urbain fait partie des enjeux féministes contemporains. Les femmes qui participent à cet univers festif revendiquent leur autonomie, mais cette participation reste soumise à des normes sociales qui définissent le genre : les femmes doivent maîtriser leur corps, leurs vêtements, leurs attitudes, leurs comportements, leur position dans l'espace. Si les hommes peuvent s'autoriser des consommations excessives, alcool ou drogues, il n'en est pas de même des femmes, qui ne doivent pas perdre le contrôle d'elles-mêmes. Une femme ivre ou droguée est considérée a priori comme une femme offerte au premier venu. Dans une recherche menée sur les espaces urbains de la ville de Bordeaux, Roxane Scavo a montré que les femmes régulent leurs usages en fonction des lieux où elles font la fête, ce qui n'est pas le cas des hommes qui ne se limitent pas nécessairement aux espaces festifs, mais qui se sentent partout chez eux, que ce soit dans les rues, dans les cages d'escaliers, dans les espaces peu éclairés ou les couloirs du métro[15]. Les femmes, au contraire, doivent s'assurer de la proximité de proches auxquels elles peuvent faire appel si nécessaire ou encore elles doivent pouvoir disposer d'un lieu de repli si elles se sentent mal. Elles s'habillent en fonction des lieux qu'elles fréquentent et par exemple peuvent être amenées à choisir des chaussures avec lesquelles elles peuvent courir si nécessaire. Elles peuvent avoir

---

[15] SCAVO R, GERMES M., 2022. Le genre des pratiques festives de centre-ville à Bordeaux, entre espaces de Plaisir et de maîtrise de soi, in GERMES M., KÜNKEL J., LANGLOIS E., PERRIN S., SCAVO R. (dirs), *Espaces genrés des drogues : parcours dans la fête, l'intimité et la réduction des risques*. Lormont, Le Bord de l'Eau.

dans leur sac une bombe lacrymogène, tenir leur téléphone à la main et veiller à ne pas rentrer seule. Le contrôle de soi et de l'environnement doit rester constant.

Invariants liés au genre et spécificités culturelles : des pistes de recherche pour demain

Avec des spécificités propres à chaque contexte, des recherches menées en Angleterre ou en Allemagne aboutissent aux mêmes constats : si toutes les femmes peuvent être harcelées sexuellement, c'est particulièrement le cas de celles qui consomment des substances psychotropes. La stigmatisation qui pèse sur ceux qui consomment des drogues psychotropes est redoublée pour elles par les stéréotypes liés au genre qui assignent les femmes aux soins des enfants et du mari. Or manifestement, cette double stigmatisation est un processus qui s'observe dans toutes les recherches menées sur les consommatrices, quels que soient les sites observés.

C'est ce que montre la recherche approfondie qu'a menée Rose André Faye pour appréhender les différentes trajectoires de femmes consommatrices de drogues au Sénégal. Cette recherche est la première en Afrique de l'Ouest francophone qui porte spécifiquement sur les femmes, ce qui a impliqué de surmonter leur invisibilité, une caractéristique commune à toutes les usagères de drogues. Avec des actions de RDR et le traitement par la méthadone, l'accueil d'usagères de drogues au CEPIAD (Centre de Prise en Charge Intégrée des Addictions de Dakar) a contribué à rendre visibles certaines d'entre elles, ce qui a été aussi le cas en France avec les accueils de RDR. Restait à explorer une question : que représentent ces patientes au regard de toutes les consommatrices ? Répondre à une telle question implique d'entrer en relation avec celles qui échappent aux prises en charge institutionnelles. Les recherches de terrain exigent une méthodologie rigoureuse et une éthique irréprochable. La méthodologie dite « boule de neige » à laquelle Rose-André a eu recours implique de nouer des relations de confiance avec les femmes dont elle a recueilli les témoignages, relations qu'elle a également nouées avec des médiateurs du CEPIAD pour pénétrer les milieux sociaux auxquels ces femmes pouvaient appartenir. Sa capacité à rendre compte de la voix des femmes interviewées en évitant les stéréotypes, sa perception de l'agencéité de ces femmes, autrement dit leur capacité à faire des choix, ont permis à Rose André Faye d'ouvrir ce nouveau champ de recherche au Sénégal et au-delà dans l'Afrique de l'Ouest. Rose-André s'inscrit dans une tradition de recherche anthropologique à laquelle je me réfère également.

J'ai lu attentivement cette recherche qui s'inscrit dans un contexte que je ne connais pas mais qui illustre le poids de la double stigmatisation auxquelles sont confrontées toutes celles qui consomment des substances psychotropes. Je suis donc très heureuse d'écrire cette postface pour la publication de ce premier ouvrage qui ne manquera pas, j'en suis sûre, de susciter des nouvelles recherches sur les rapports entre femmes et drogues dans le contexte de l'Afrique de l'ouest.

TABLE DES MATIÈRES

Structures éditoriales du groupe L'Harmattan

L'Harmattan Italie
Via degli Artisti, 15
10124 Torino
harmattan.italia@gmail.com

L'Harmattan Hongrie
Kossuth l. u. 14-16.
1053 Budapest
harmattan@harmattan.hu

L'Harmattan Sénégal
10 VDN SICAP AMITIE 3
BP 45034 Dakar-Fann
direction@senharmattan.com

L'Harmattan Cameroun
Tsinga/Derrière polyclinique FECAFOOT
BP 11486 Yaoundé
Jacques.koukam@harmattan.fr

L'Harmattan Burkina Faso
Villa 281, secteur 23 623, rue 14.32
Ouagadougou
zagbie@outlook.fr

L'Harmattan Guinée
Almamya, rue KA 028 OKB Agency
BP 3470 Conakry
harmattanguinee@yahoo.fr

L'Harmattan RDC
185, avenue Nyangwe
Commune de Lingwala – Kinshasa
matangilamusadila@yahoo.fr

L'Harmattan Congo
219, avenue Nelson Mandela
BP 2874 Brazzaville
deunovmikhael@gmail.com

L'Harmattan Mali
Immeuble Mgr Jean Marie Cissé
Aci Hamadallaye
BP 145 Bamako
syllaka@yahoo.fr

L'Harmattan Togo
Djidjole – Maison Amela
face EPP BATOME
02 BP 20680 Lomé
didieramela11@gmail.com

L'Harmattan Côte d'Ivoire
Résidence Karl – Cité des Arts
Abidjan-Cocody
03 BP 1588 Abidjan
harmattan.ivoire@gmail.com

L'Harmattan Bénin
Rue 604, (Immeuble à l'entrée
de la rue UCAO- Cite de Saint-Jean)
Cotonou
stepcorpus@gmail.com

Nos librairies en France

Librairie internationale
16, rue des Écoles
75005 Paris
librairie.internationale@harmattan.fr
01 40 46 79 11
www.librairieharmattan.com

Librairie des savoirs
21, rue des Écoles
75005 Paris
librairie.sh@harmattan.fr
01 46 34 13 71
www.librairieharmattansh.com

www.ingramcontent.com/pod-product-compliance
Lightning Source LLC
LaVergne TN
LVHW050810061126
851857LV00012B/746